临 床
掌中宝系列

实用呼吸内科掌中宝

姜君男

李小梅

⋁

主编

U0376284

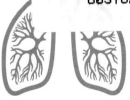

化学工业出版社

·北京·

内容简介

本书以临床诊疗实践为出发点，结合呼吸内科疾病的最新诊疗进展，对呼吸内科疾病进行了系统、简要的阐述。主要包括呼吸内科临床常见病、多发病及部分少见和疑难疾病的定义、病理生理、发病机制、临床表现、辅助检查、诊断和鉴别诊断、治疗等内容。书中以"知识补充"、"讨论"的形式对临床重点难点问题或其他系统相关疾病知识进行了补充，还采用思维导图的形式对诊疗思路和流程进行了梳理。本书内容系统、全面、简明，重点突出，适合年轻医师和基层医师在临床诊疗活动中快速查阅和参考。

图书在版编目（CIP）数据

实用呼吸内科掌中宝/姜君男，李小梅主编. —北京：化学工业出版社，2024.3
（临床掌中宝系列）
ISBN 978-7-122-44652-7

Ⅰ.①实… Ⅱ.①姜…②李… Ⅲ.①呼吸系统疾病-诊疗 Ⅳ.①R56

中国国家版本馆CIP数据核字（2024）第045199号

责任编辑：赵兰江　　　　　　　　　文字编辑：翟　珂　张晓锦
责任校对：王鹏飞　　　　　　　　　装帧设计：张　辉

出版发行：化学工业出版社
　　　　　（北京市东城区青年湖南街13号　邮政编码100011）
印　　刷：北京云浩印刷有限责任公司
装　　订：三河市振勇装有限公司
880mm×1230mm　1/64　印张6³/₄　字数204千字
2024年6月北京第1版第1次印刷

购书咨询：010-64518888　　　　　售后服务：010-64518899
网　　址：http://www.cip.com.cn
凡购买本书，如有缺损质量问题，本社销售中心负责调换。

定　　价：39.00元　　　　　　　　　　　版权所有　违者必究

编写人员名单

主　编　姜君男　李小梅

编　者　王　娟　李小梅　姜君男

　　　　郭义山　崔景晶

随着医学基础研究、药物研发、医学检验技术的快速发展，呼吸系统疾病的病理生理和发病机制不断完善和明确，新的辅助检查技术不断出现和广泛开展，治疗理念、方法等也不断完善和改进，新的治疗技术和药物不断用于临床，各种呼吸系统疾病的指南或专家共识也在不断更新。因此对呼吸内科临床医师完善知识结构和提高诊疗水平提出了更高的要求。为帮助年轻医师及基层医师尽快熟悉、掌握和应用新的诊疗技术，适应和胜任临床工作，我们编写了本书。

本书内容以临床诊疗实践为出发点，参考呼吸内科疾病的最新诊疗进展，对呼吸内科疾病的定义、病理生理、发病机制、临床表现、辅助检查、诊断和鉴别诊断、治疗等进行了系统、简要的阐述。为增加本书实用性和参考性，本书在编写中以"知识补充"、"讨论"的形式对临床重点难点问题或诊疗相关知识点进行了补充。书中还采用思维导图的形式对诊疗思路和流程进行了梳理，以期帮助读者更好地掌握诊疗要点。

鉴于临床工作较强的实践性，病情的复杂多变性，建议临床医师参考本书时，请结合患者的具体情况及所处医院的诊疗条件，采用个体化原则，因地制宜、因人而异地开展工作。

本书力求内容实用、阐述简明准确，但因编者水平有限，时间仓促，不足之处在所难免，恳请读者批评指正。

编　者
2023年10月

目 录

第一章　急性上呼吸道感染

一、疾病诊疗要点

1.定义

急性上呼吸道感染是由各种病原体包括病毒和细菌引起的，主要侵犯鼻、咽、喉部的急性炎症。

急性上呼吸道感染以上呼吸道黏膜局部病毒感染为主，病毒感染占总感染比例的70%～80%，主要包括流行性感冒病毒（流感病毒）、副流感病毒、呼吸道合胞病毒、腺病毒、鼻病毒、埃可病毒、柯萨奇病毒、麻疹病毒和风疹病毒等。细菌感染占20%～30%，主要是溶血性链球菌，其次为流感嗜血杆菌、肺炎球菌和葡萄球菌等，很少见革兰阴性杆菌感染。

◆ 知识补充 ◆

上呼吸道和下呼吸道的解剖分界点是环状软骨，发生在环状软骨以上部位的感染称为上呼吸道感染，发生在环状软骨以下部位的感染称为下呼吸道感染，如气管炎、支气管炎、肺炎，但这仅仅是根据解剖结构进行的简单解剖划分。考虑到上、下呼吸道的连续性，通常上呼吸道感染可伴有一定程度下呼吸道感染，故需要结合具体临床情况，以及参考诊疗过程中的查体及胸部影像学检查进行鉴别。

2.分类

急性上呼吸道感染为局部感染，包括普通感冒、急性病毒性咽炎或喉炎、细菌性咽炎或扁桃体炎、急性疱疹性咽峡炎、咽结膜炎。

◆ 知识补充 ◆

急性疱疹性咽峡炎、咽结膜炎多为儿童夏季发生的上呼吸道感染。急性疱疹性咽峡炎病原体为柯萨奇病毒；咽结膜炎在游泳时易于传播，病原体为腺病毒、柯萨奇病毒等，临床主要表现为发热、咽炎、结膜炎三大症状，病程<1周。

3.病因与发病机制

各种导致全身或上呼吸道局部免疫功能降低的因素

均可诱发急性上呼吸道感染，如受凉、淋雨、气候突变、熬夜、过度疲劳等，主要由病毒引起，但可同步发生细菌感染或细菌感染继发于病毒感染之后。

其发病原因与呼吸道黏膜局部微生态失衡有关。当机体免疫功能降低时，原先定植于上呼吸道黏膜或从外界新侵入的病毒或细菌可在局部迅速繁殖引发感染。老幼体弱、免疫功能低下者或既往患有慢性呼吸道疾病的患者易患本病。

4.临床表现

症状：急性起病，呼吸道卡他症状、咽干、咽痒为主，可伴有发热、乏力、周身酸痛，伴有咽炎者可出现咽痒、咽痛。

体征：鼻腔或咽部充血、水肿、有分泌物（非脓性或脓性），颌下淋巴结肿大且触痛，扁桃体肿大、充血，表面有黄色脓性分泌物。肺部常无异常体征，如果存在上气道梗阻，如喉梗阻，可闻及喉部的喘鸣音。查体需注意辨别是否存在扁桃体肿大及喉梗阻。急性喉炎者可出现声音嘶哑、犬吠样咳嗽，咳嗽时发出特征性"空-空-空"的声音。

扁桃体肿大严重程度分级

一度：扁桃体肿大超过腭舌弓但不超过腭咽弓。

二度：扁桃体肿大超过腭咽弓但未达到咽后壁中线。

三度：扁桃体肿大达到或超过咽后壁中线。

喉阻塞严重程度分级

一度：平静时无症状，活动时有轻度吸气性困难。

二度：平静时有轻度吸气性呼吸困难，活动时加重，但不影响睡眠和进食，缺氧症状不明显。

三度：吸气时呼吸困难明显，喉鸣声较响，胸骨上窝、锁骨上窝、肋间隙软组织吸气时凹陷明显，出现三凹征，因缺氧而出现烦躁不安。

四度：呼吸极度困难，由于严重缺氧和体内二氧化碳积聚，患者坐卧不安，出冷汗、面色苍白或发绀，大小便失禁，脉搏细弱，心律不齐，血压下降。如不及时抢救，可因窒息及心力衰竭而死亡。

5. 辅助检查

（1）血常规：病毒性感染时白细胞计数正常或偏

低，淋巴细胞计数升高；细菌性感染时，白细胞总数和中性粒细胞比例增多，可有核左移现象。

讨论

为什么细菌感染后血常规白细胞总数与中性粒细胞比例常升高？

骨髓分化成熟的中性粒细胞入血后存在循环池与边缘池双分布的特性，该特点显著不同于其他血细胞。血常规中性粒细胞计数值是指血液循环池的中性粒细胞数，外周血中性粒细胞计数占白细胞总数的绝大部分（50%～70%），进入外周血的成熟中性粒细胞有一半进入血液循环，而另一半则黏附于微静脉血管壁，边缘池和循环池中性粒细胞保持动态平衡，相互补充，以稳固机体基础免疫功能。

中性粒细胞具有趋化、变形、黏附、吞噬、杀菌等功能，绝大多数细菌感染属于细胞外感染，当致病菌侵入机体后，主要被中性粒细胞攻击吞噬，但也包括巨噬细胞。在趋化因子及补体活化产物的作用下，吞噬细胞向感染部位移行集中，鉴于中性粒细胞簇群存在边缘池向循环池补充迁移这一特点，细菌感染后引发的炎症反应可诱导外周血白细胞总数升高，其中主要是中性粒细胞计数升高。

为什么病毒感染后血淋巴细胞计数常升高而中性粒细胞计数正常？但有时淋巴细胞计数降低？

病毒感染不同于细菌感染，病毒感染属于细胞内感染，因为病毒自身结构简单无法独立生存，需要依赖于宿主细胞内部的细胞器生存。当病毒感染人体后，可主动攻击人体所有细胞包括免疫细胞和结构细胞，导致炎症反应。鉴于病毒导致细胞内感染的特点，参与病毒炎症反应的免疫细胞主要是单个核细胞，包括淋巴细胞、单核细胞。单核细胞进入组织称为巨噬细胞，它们共同组成单核-吞噬细胞系统，吞噬侵入的细菌、病毒、寄生虫及坏死的组织碎片，在吞噬抗原后将抗原决定簇呈递给Th细胞，启动T细胞免疫。淋巴细胞是白细胞的一种，是体积最小的白细胞，外周血淋巴细胞计数占白细胞总数的20%～40%，主要存在于淋巴组织淋巴管中循环的淋巴液里，是机体免疫应答的重要成员之一，其中细胞毒性T细胞占血液中T细胞总数的20%～30%，它们能直接攻击病毒感染的细胞、进入体内的异体细胞、带有变异抗原的肿瘤细胞等。细胞毒性T细胞接触靶细胞后，能够释放颗粒酶和穿孔素，诱发靶细胞凋亡。自然杀伤细胞（NK细胞）占血液中淋巴细胞总数的10%～15%，也可直接杀伤病毒感染细胞、肿瘤细胞和异体细胞。

淋巴细胞计数升高常见于病毒感染，但是有些病毒如SARS-CoV、COVID-19感染后常导致淋巴细胞数量降低。在病毒感染早期可出现单核细胞及淋巴细胞计数反应性升高，但随着病毒感染持续加重，病毒为达到免疫逃逸而启动了淋巴细胞负调控机制，病毒通过抑制淋巴细胞生成及分化，抑制淋巴细胞功能，增加淋巴细胞凋亡，导致淋巴细胞计数下降甚至出现淋巴细胞耗竭。所以当机体病毒载荷量增大时，可出现淋巴细胞计数下降，此时往往预示病情较重。尤其是老年患者或免疫力受损患者免疫功能整体下降，淋巴细胞生成能力降低，当病毒感染时更容易出现全血淋巴细胞计数下降，导致病毒清除能力降低，病情易恶化，预后差。而随着病情好转，病毒对淋巴细胞的负调控程度减轻，淋巴细胞数可逐渐回升。关于淋巴细胞计数变化与病毒感染之间的关系目前尚需要进一步研究，淋巴细胞包括多种效应细胞，其中各种效应细胞之间的平衡关系参与构建了人体免疫防御功能，任何打破或影响淋巴细胞间平衡关系的因素均可影响机体免疫力。

需要注意的是血常规白细胞分类计数结果并不能准确判定所感染病原体的类型是病毒还是细菌，仅具有一定的临床参考价值。和细菌感染相关性最高的是中性粒细胞比例升高而非白细胞总数升高，尤其是老年患者，许多老年肺炎患者血常规检查仅有中性粒细胞比例升高，而白细胞总数可正常，体温亦可不高甚至偏低，究其原因可能与老年人骨髓造血功能下降、粒细胞功能下降、循环池和边缘池中性粒细胞相互迁移补充障碍等有关。

（2）X线胸片：一般无需行胸部X线或CT检查，如需鉴别肺炎时可考虑该检查。

（3）病原学检查：一般情况下不做，如需鉴别流行性感冒时可进行咽拭子病毒抗原检测、呼吸道分泌物病原微生物宏基因二代测序（mNGS）、血清病毒抗体检测、病毒分离培养、痰或分泌物细菌培养＋药敏试验等。

6.诊断标准

诊断依赖病史、查体、辅助检查的综合分析。

根据受凉、疲劳等诱因，鼻咽部卡他症状、炎症症状及相应体征，结合外周血常规检查结果等可诊断。一般情况下本病无须进行病因学诊断即病原体检查。但是需要注意检查急性喉炎、扁桃体炎所致的上气道梗阻情况，严重的上呼吸道梗阻会导致缺氧窒息，危及患者生命安全，体格检查过程中需要注意判断患者是否具有呼吸频率增快以及吸气相三凹征等呼吸道疾病危急征象。

7.鉴别诊断

（1）与初期表现为感冒样症状的其他疾病相鉴别：过敏性鼻炎、流行性感冒、急性传染病前驱症状（如麻疹、流行性出血热、流行性脑脊髓膜炎、脊髓灰质炎、伤寒、斑疹伤寒），以上疾病在患病初期常有上呼吸道感染症状，但这些疾病常常有流行季节和发病地域性，并具有一些特异性的症状和体征，必要时实验室检查有助于鉴别。

（2）与流行性感冒（流感）相鉴别（表1-1）：流行性感冒为流感病毒所致的急性呼吸道传染性疾病，全身症状重（发热、酸痛、乏力）、呼吸道局部症状轻（鼻塞、打喷嚏、流涕）、传染性强（聚集性发病），可导致流行性发病。

表1-1　普通感冒与流行性感冒鉴别

普通感冒	流行性感冒
起病急，全身症状轻，一般仅有低热，轻度酸痛不适、畏寒、头痛	起病急，全身症状重（畏寒、高热、全身酸痛、眼结膜炎），部分患者有恶心、呕吐、腹泻等消化道症状
鼻咽部症状较重（喷嚏、鼻塞、清水样涕、咳嗽、咽干、咽痒或灼热感，甚至鼻后滴流感）	鼻咽部症状较轻，尤其鼻咽部卡他症状较轻
致病原主要是鼻病毒，其次为冠状病毒、副流感病毒、呼吸道合胞病毒、埃可病毒、柯萨奇病毒等	致病原是流感病毒
不需要抗病毒治疗	宜早期应用抗流感病毒药物，如奥司他韦

普通感冒	流行性感冒
无特定疫苗	可通过定期注射流感疫苗进行适当预防（但需要考虑流感病毒毒株的变异性）

◆▶ 知识补充 ◀◆

注射流感疫苗仅能一定程度预防部分流感毒株，由于流感病毒的遗传物质是单股负链RNA，非常不稳定，时常发生变异，因此特定的流感疫苗对于已经发生变异的流感病毒毒株无效。

8.治疗

急性上呼吸道感染的治疗分为对症治疗和病因治疗（抗微生物治疗）。

（1）轻症患者的治疗：单纯普通病毒感染一般无须抗病毒及抗生素治疗，临床以对症支持、免疫调节治疗和并发症的治疗为主。如休息、戒烟、多饮水、保持室内空气流通和防止继发细菌感染。对症治疗药物俗称"感冒药"其复方药物组分如表1-2所述。

表 1-2　复方感冒药成分解析

药物分类	常用药物名称
抗组胺抗过敏药	马来酸氯苯那敏
黏膜减充血药	伪麻黄碱
解热镇痛药	对乙酰氨基酚
镇咳药	右美沙芬

当发现细菌感染证据如白细胞计数升高尤其是中性粒细胞比例升高、咽部红肿、咳黄痰等，可经验性使用抗生素治疗，如青霉素、阿莫西林、第一代头孢菌素、第二代头孢菌素、大环内酯类或喹诺酮类等，极少需要根据病原菌药敏试验来选用抗菌药物。抗生素使用时机见图 1-1。

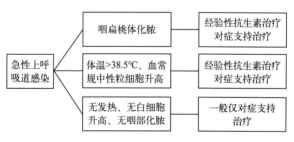

图 1-1　抗生素使用时机

（2）重症患者的治疗：严重急性扁桃体炎、急性喉炎、急性会厌炎、急性咽后壁脓肿等出现呼吸困难的表现，存在窒息风险时应考虑以下治疗措施甚至住院治疗。

① 一般治疗：氧疗，雾化吸入糖皮质激素减轻局部黏膜水肿，使用祛痰药有助于及时廓清气道分泌物重建呼吸道黏液纤毛系统，构建正常黏液毯的功能，必要时需要内镜导引下吸痰以保证呼吸道通畅，送痰标本进行细菌培养，尤其是卧床误吸风险高的患者，如果呼吸道分泌物不能及时廓清极容易导致吸入性肺炎。

② 控制感染：及时静脉输入抗菌药物，可选择青霉素、大环内酯类或头孢菌素类等，严重者予以2种以上抗生素，可根据痰液药敏结果调整用药。

③ 糖皮质激素：应用抗菌药物同时给予糖皮质激素治疗以减轻喉头水肿，缓解症状。

④ 气管切开：经上述治疗仍有严重缺氧或有三度及以上喉梗阻者，应及时行气管切开术，建立人工气道，注意科学护理人工气道，防治局部感染，及时吸痰。

9.疾病健康管理

（1）避免诱发因素，避免受凉、过度疲劳，注意保暖；勤通风换气保持室内空气新鲜、阳光充足；在感冒高发季节少去人群密集的公共场所；戒烟；防止交叉感染。

（2）增强免疫力，注意劳逸结合，加强体育锻炼，提高机体抵抗力及抗寒能力。

（3）及时识别并发症，如药物治疗后症状不缓解，出现并发症，如耳鸣、耳痛、外耳道流脓等中耳炎症状；恢复期出现胸闷、心悸、眼睑浮肿、腰酸或关节疼痛者，提示可能并发风湿免疫系统疾病（风湿热）或心脏疾病（病毒性心肌炎），需要及时就诊。

二、诊疗思维导图

1.急性上呼吸道感染的诊断见图1-2。

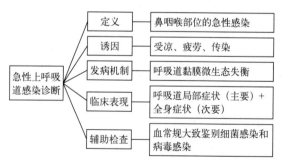

图1-2　疾病诊断

2.急性上呼吸道感染的病情评估见图1-3。

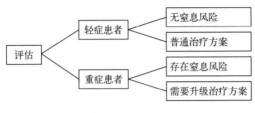

图1-3 病情评估

3.急性上呼吸道感染的治疗见图1-4。

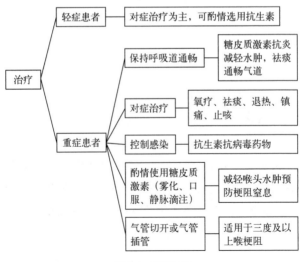

图1-4 疾病治疗

第二章 流行性感冒

一、疾病诊疗要点

1.定义

流行性感冒（简称流感）是流感病毒引起的一种急性呼吸道传染病，甲型和乙型流感病毒每年呈季节性流行，其中甲型流感病毒可引起全球大流行。流感属于丙类传染病。

2.病原体特性

流感病毒属于正黏病毒科，为单股、负链、分节段RNA病毒。根据核蛋白和基质蛋白不同，分为甲、乙、丙、丁四型。目前感染人的主要是甲型流感病毒中的H1N1、H3N2亚型及乙型流感病毒中的Victoria和Yamagata系。流感病毒对乙醇、碘伏、碘酊等常用消毒剂敏感，对紫外线和热敏感，56℃条件下30min可灭活。

3.传染病三因素

（1）传染源：患者和隐性感染者是主要传染源。

从潜伏期末到急性期都有传染性，病毒在人呼吸道分泌物中一般持续排毒3～7天，儿童、免疫功能受损及危重患者排毒时间可超过1周。

（2）传播途径：流感病毒主要通过打喷嚏和咳嗽等飞沫传播，经口腔、鼻腔、眼睛等黏膜直接或间接接触感染。接触被病毒污染的物品也可通过上述途径感染。在人群密集且密闭或通风不良的房间内，病毒可通过气溶胶的形式传播。

（3）易感人群：人群普遍易感，接种流感疫苗可预防相应亚型的流感病毒感染。

4.发病机制

甲、乙型流感病毒通过血凝素（HA）与呼吸道上皮细胞表面的唾液酸受体结合启动感染。流感病毒通过细胞内吞作用进入宿主细胞，病毒基因组在细胞核内进行转录和复制，复制出大量新的子代病毒并感染其他细胞。病毒感染呼吸道上皮细胞后，可出现呼吸道纤毛上皮细胞呈簇状脱落、上皮细胞化生、固有层黏膜细胞充血及水肿并伴单个核细胞浸润。重症病例可出现肺炎，危重症者可合并弥漫性肺泡损害，合并脑病时出现脑组织弥漫性充血、水肿、坏死，急性坏死性脑病表现为丘脑为主的对称性坏死性病变，合并心脏损害时出现心肌间质出血、淋巴细胞浸润、心肌细胞肿胀和坏死等心肌炎的表现。

总之流感病毒感染人体后，可诱发细胞因子风暴反应导致全身炎症反应（SIRS）→代偿性抗炎反应综合征（CARS）→脓毒症（sepsis）→脓毒症休克（septic shock）→急性呼吸窘迫综合征（ARDS）、多器官功能障碍综合征（MODS）等多种并发症。

5. 临床表现

（1）症状：流感病毒感染具有全身症状重，呼吸道局部症状轻的特点。主要表现为发热、头痛、肌痛和全身不适。发热为高热（39～40℃），伴有畏寒、寒战、周身酸痛、乏力、食欲减退，常有咽喉痛、干咳，可有鼻塞、流涕、胸骨后不适，但呼吸道局部症状往往较轻，全身症状反而较重。感染乙型流感的儿童常以呕吐、腹痛、腹泻为主要表现。病情较轻无并发症者病情呈自限性，多于发病3～4天后发热逐渐消退，全身症状好转，但感染后咳嗽及体力的恢复常需较长时间。

（2）体征：发热，颜面潮红，眼结膜充血等，重症患者可出现肺部湿啰音。单纯轻症无肺部阳性体征。

6.辅助检查

（1）病毒抗原检测：咽拭子抗原检测阳性支持诊断，但阴性不能排除流感病毒感染。

（2）病毒核酸检测：病毒核酸检测的敏感性和特异性很高，且能区分病毒类型和亚型，如进行痰液微生物宏基因二代测序检查。

（3）病毒分离培养：从呼吸道标本培养出流感病毒是流感诊断的金标准。但由于病毒培养周期较长，生物安全条件要求高，不建议应用于临床诊疗。

（4）病毒血清学抗体检测：IgG抗体水平恢复期比急性期呈4倍或以上升高有回顾性诊断意义。

◆ 知识补充 ◆

流感病毒IgM抗体检测阳性提示病毒感染急性期，但是在急性期内检测到IgM抗体的前提是机体已经产生IgM抗体，而IgM抗体的产生需要时间窗，通常为1周左右，IgM抗体半衰期短，约5天，所以IgM抗体的检测需要选择合适的时间窗。

（5）影像学检查：流感病毒性肺炎影像学表现多样，包括肺内斑片状阴影、磨玻璃密度影，进展迅速者可发展为双肺弥漫的渗出性病变或实变，出现ARDS样肺部改变（白肺），个别病例可见胸腔积液。

（6）血液化验：感染炎症指标如血常规、红细胞沉降率、降钙素原（PCT）、IL-6、中性粒细胞载脂蛋白、铁蛋白、C反应蛋白（CRP）、血清淀粉样蛋白A（SAA）。

◆ 知识补充 ◆

病毒抗原检测可采用胶体金法和免疫荧光法，抗原检测速度快，但敏感性低于核酸检测，病毒抗原检测阳性支持诊断，但阴性不能排除流感。病毒核酸检测的敏感性和特异性很高，且能区分病毒类型和亚型，目前主要包括实时荧光定量PCR和快速多重PCR。荧光定量PCR法可检测呼吸道标本（鼻拭子、咽拭子、鼻咽或气管抽取物、痰）中的流感病毒核酸，且可区分流感病毒亚型。对重症患者，下呼吸道（痰或气管抽取物）标本宏基因检测结果可信度更高。

7.诊断标准

结合流行病学史、临床表现和病原学检查结果确诊。在流感流行季节，即使临床表现不典型，特别是有重症流感高危因素或住院患者，仍需考虑流感可能，应行病原学检测。在流感散发季节，对疑似病毒性肺炎的住院患者，除检测常见呼吸道病原体外，还需行流感病毒检测。

（1）临床诊断病例：有流行病学史（发病前7天内在无有效个人防护的情况下与疑似或确诊流感患者有密切接触，或属于流感样病例聚集发病者之一，或有明确传染他人的证据）和流感临床表现，且排除其他引起流感样症状的疾病。

（2）确诊病例：有流感表现，有以下一种或以上病原学检测结果阳性为确诊病例：① 流感病毒核酸检测阳性；② 流感病毒抗原检测阳性；③ 流感病毒培养分离阳性；④ 恢复期对比急性期双份血清的流感病毒特异性IgG抗体呈4倍或以上升高。

（3）重症病例：出现以下情况之一者为重症病例。

① 持续高热＞3天，伴有剧烈咳嗽，咳脓痰、血痰，或胸痛（即持续高水平的SIRS反应）。

② 呼吸频率快，呼吸困难，口唇发绀（即气促加重、氧合指数降低，正常人海平面氧合指数不应低于300）。

③ 神志改变包括反应迟钝、嗜睡、躁动、惊厥等。

④ 严重呕吐、腹泻，出现脱水表现。

⑤ 合并肺炎（即有肺炎甚至肺炎进展快）。

⑥ 原有基础疾病明显加重。

⑦ 需住院治疗的其他临床情况。

（4）危重症病例：出现以下情况之一者为危重病例：① 呼吸衰竭；② 急性坏死性脑病；③ 脓毒症休克；④ 多器官功能不全；⑤ 出现其他需进行监护治疗的严重临床情况。

◆ 知识补充 ◆

重症病例高危人群：下列人群感染流感病毒后较易发展为重症病例，临床应给予高度重视，尽早进行流感病毒核酸检测及其他必要检查，尽早给予抗病毒药物治疗。

① 年龄＜5岁的儿童，年龄＜2岁更易发生严重并发症。

② 年龄≥65岁的老年人。

③伴有以下疾病或状况者：慢性呼吸系统疾病、心血管系统疾病（高血压除外）、肾病、肝病、血液系统疾病、神经系统及神经肌肉疾病、代谢及内分泌系统疾病、恶性肿瘤、免疫功能抑制等疾病。

④肥胖者（体重指数大于30）。

⑤妊娠及围产期妇女。

8.鉴别诊断

需要特别注意的是病毒感染易导致呼吸道微生物微生态失衡，病毒感染完全有可能继发细菌感染或病毒感染同步合并细菌感染，需要及时鉴别，有助于正确制订治疗方案。

（1）普通感冒：流感的全身症状比普通感冒重，追踪流行病学接触史，普通感冒的流感病原学检测阴性，或可找到相应的病原学证据。

（2）其他上呼吸道感染：包括急性咽炎、化脓性扁桃体炎、鼻炎和鼻窦炎，感染与症状主要限于局部，流感病原学检查阴性。

（3）其他下呼吸道感染：流感有咳嗽症状或合并气管-支气管炎时需与细菌性急性气管-支气管炎相鉴

别；合并肺炎时需要与其他肺炎，包括细菌性肺炎、支原体肺炎、衣原体肺炎、非流感病毒性肺炎、真菌性肺炎、肺结核等相鉴别。

（4）COVID-19病毒（新冠病毒）感染：轻型可表现为发热、干咳、咽痛、乏力等，与流感不易区别，中型、重型、危重型表现为肺炎或重症肺炎、ARDS、MODS、脓毒症休克等，与重症、危重症流感表现类似，结合流行病学接触史及COVID-19病毒核酸、抗原、抗体检测可资鉴别。

9.并发症

主要包括肺炎、急性坏死性脑病、脓毒症休克、神经系统损伤、心肌炎、肌炎、横纹肌溶解等。

◆ 知识补充 ◆

休克的诊断标准

① 有休克的诱因。

② 有意识障碍。

③ 脉搏细速，超过100次/min或不能触及。

④ 四肢湿冷，胸骨部位皮肤指压阳性（压迫后再充盈时间超过2s），皮肤有花纹，黏膜苍白或发绀，尿

量少于30mL/h或尿闭。

⑤ 收缩血压小于90mmHg。

⑥ 平均动脉压小于70mmHg。

⑦ 原有高血压者，收缩血压较原水平下降30%以上。

凡符合上述第①项以及第②③④项中的两项和第⑤⑥⑦项中的一项者，可诊断为休克。

10.治疗

（1）基本治疗原则：流感属于传染病，临床诊断病例和确诊病例应尽早隔离治疗。

① 符合以下标准（满足下列标准任意一条）需要住院治疗：基础疾病明显加重，如慢性阻塞性肺疾病、糖尿病、慢性心功能不全、慢性肾功能不全、肝硬化等；符合重症或危重症流感诊断标准。

② 非住院患者需要居家隔离治疗，保持房间通风，佩戴口罩。充分休息，多饮水，饮食应当易于消化和富有营养。密切观察病情变化，尤其是儿童和老年患者。流感病毒感染高危人群容易引发重症流感，尽早抗病毒治疗可减轻症状，减少并发症，缩短病程，降低病死率。

（2）对症治疗：合理选用退热药物，高热者可进行物理降温，或应用退热药物，需要特别注意的是儿童忌用阿司匹林或含阿司匹林药物以及其他水杨酸制剂。咳嗽咳痰严重者给予止咳祛痰药物。根据缺氧程度采用适当的方式进行氧疗，包括鼻导管、面罩吸氧、经鼻高流量湿化氧疗等。

（3）抗病毒治疗：抗流感病毒药物见表2-1。

表2-1　抗流感病毒药物

药物靶点	药物名称
神经氨酸酶抑制剂	奥司他韦、帕拉米韦、扎那米韦
血凝素抑制剂	阿比多尔
M_2离子通道抑制剂	金刚烷胺、金刚乙胺
病毒RNA聚合酶抑制剂	玛巴洛沙韦（巴洛沙韦）
NP核蛋白抑制剂	—
唾液酸酶融合蛋白	—
其他药物	中药（连花清瘟、金花清感）、干扰素α

◆ 知识补充 ◆

金刚烷胺和金刚乙胺仅用于治疗甲型流感，但目前流行的主要流感病毒种类对该类药物耐药，且该类药物对中枢神经系统有副作用，因此不建议一线使用金刚烷胺或金刚乙胺。

（4）抗菌治疗：避免盲目使用抗菌药物，仅在有细菌感染指征时使用抗菌药物，如患者出现黄痰、中性粒细胞比例升高、降钙素原升高、痰培养发现致病菌等。

（5）辨证使用中药。

11. 预防

（1）医院流感病毒感染传播预防控制措施

① 医疗机构应当加强对医务人员流感防治知识的培训，提高早发现、早诊断、早报告、早隔离、早治疗的能力。落实门急诊预检分诊制度，做好患者分流，提供手卫生、呼吸道卫生和咳嗽礼仪指导，保持良好的呼吸道卫生习惯，咳嗽或打喷嚏时用上臂或纸巾、毛巾等遮住口鼻，咳嗽或打喷嚏后洗手，尽量避免触摸眼睛、鼻或口，尽量佩戴医用外科口罩。

② 医疗机构应开安置流感疑似患者和确诊患者，疑似患者进行单间隔离；确诊患者可以同时置于多人房间，床间距＞1米。患者外出检查、转科或转院途中应佩戴医用外科口罩。用于疑似患者的听诊器、温度计、血压计等医疗器具实行专人专用。非专人专用的医疗器具在用于其他患者前，应当进行彻底清洁和消

毒。限制疑似或确诊患者探视或陪护，减少住院患者感染流感。加强病房通风，做好区域物体表面的清洁和消毒，应将患者安置在具备有效通风条件的隔离病房内，隔离病房的门必须随时保持关闭，隔离病房应设有专用的卫生间、洗手池。

③ 按要求处理医疗废物，患者转出或离院后进行终末消毒。

④ 医务人员按照标准预防原则，进行个人防护。标准预防是针对医院所有患者及医务人员采取的一组预防感染措施。包括手卫生；安全注射；根据可能的感染暴露选用手套、护目镜、隔离衣、口罩、防护面屏进行医疗活动；穿戴合适的防护用品处理患者环境中污染的物品器械。医务人员在工作期间佩戴医用外科口罩执行手卫生，出现发热或流感样症状时，及时进行流感筛查。疑似或确诊流感的医务人员应隔离治疗，不可带病工作。

◆ 知识补充 ◆

医护人员三级防护措施包括一级防护、二级防护、三级防护。

一级防护：穿工作服（白大褂）外罩一次性隔离

衣、戴一次性外科口罩（每4h更换1次或感潮湿时更换，有污染时随时更换）、戴一次性帽子、戴一次性手套。

二级防护：穿工作服外罩一次性医用防护服、戴护目镜或防护面罩、戴医用防护口罩（N95或更高级别医用防护口罩）、戴一次性帽子、戴一次性手套、穿一次性鞋套。

三级防护：除按二级防护要求外，将护目镜或防护面罩换为全面型呼吸防护器或更高级别带电动送风过滤式呼吸器（正压式头套）。

（2）社区流感病毒感染预防控制措施：社区个人预防流感可选择流感疫苗接种，以降低接种者罹患流感和发生严重并发症的风险。推荐流感高危人群每年优先接种流感疫苗，药物预防不能代替疫苗接种。建议对有重症流感高危因素的密切接触者（且未接种疫苗或接种疫苗后尚未获得免疫力）进行暴露后药物预防，建议不要迟于暴露后48h用药，可使用奥司他韦75mg/次，每日一次，使用7天。

保持良好的个人卫生习惯是预防流感等呼吸道传染病的重要手段。主要措施包括：增强体质；勤洗手；保持环境清洁和通风；在流感流行季节尽量减少到人群密集场所活动，避免接触呼吸道感染患者；保持良好的呼吸道卫生习惯，出现流感样症状应注意休息及自我隔离，前往公共场所或就医过程中需戴外科口罩或N95口罩。

二、诊疗思维导图

1.流感的诊断见图2-1。

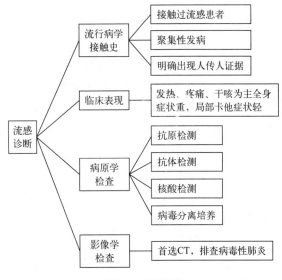

图2-1　疾病诊断

2. 流感病情评估见图2-2。

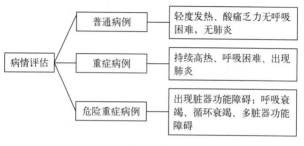

图2-2 病情评估

3. 流感的治疗见图2-3。

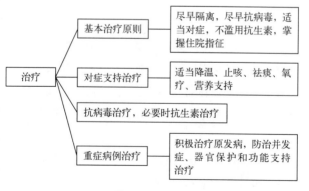

图2-3 疾病治疗

第三章　急性气管支气管炎

一、疾病诊疗要点

1.定义

急性气管支气管炎（acute tracheobronchitis）是由感染，物理、化学刺激或过敏原（有机过敏原、无机过敏原）引起的气管支气管黏膜的急性炎症，常发生于寒冷季节或气温突然变冷时。

2.病因

（1）感染：多由流感病毒、呼吸道合胞病毒、副流感病毒、鼻病毒等引起，细菌、支原体和衣原体引起者少见。病原体可来源于空气气溶胶吸入而致病，也可来源于气道黏膜微生态失衡导致原有局部微生物过度增殖。

（2）物理、化学刺激：冷空气、粉尘、刺激性气体或有害烟雾如氯气、臭氧。

（3）超敏反应：花粉、有机粉尘、真菌孢子；钩虫、蛔虫的幼虫在肺内移行及细菌蛋白质也可引起机体的过敏，如结核分枝杆菌菌体蛋白。无机过敏原如无机涂料、油漆等职业相关性变应原。

3.发病机制

受凉、淋雨、过度疲劳等诱因导致机体气管支气管防御功能受损时出现气道黏膜微生态失衡，容易被微生物感染。

物理、化学刺激可直接损伤呼吸道黏膜诱发炎症反应。

气道吸入过敏原或微生物菌体成分、代谢产物可导致局部气道黏膜超敏反应。

4.临床表现

症状：急性起病，常继发于上呼吸道感染，常见症状有鼻塞、流涕、咽痛，之后出现干咳或伴少量黏痰，痰量逐渐增多、咳嗽症状加剧，可痰中带血。咳嗽和咳痰可持续2～3周（称为气道高反应），通常＜30d。症状重者可出现胸闷、喘息，支气管痉挛表现。全身症状一般较轻，可有轻到中度发热。

体征：发热，咽喉部充血，两肺呼吸音粗糙，伴或不伴干、湿啰音，啰音部位常常不固定，部分轻症患者无明显体征。

5. 辅助检查

（1）血常规：病毒性感染时白细胞计数正常或偏低，淋巴细胞比例可升高；细菌性感染时，白细胞总数和中性粒细胞比例增多，可有核左移现象。

（2）X线胸片、CT检查：部分表现为肺纹理增粗，少数病例无异常表现。尤其是当出现咯血、呼吸困难、肺部实变体征等症状或体征时需及时进行胸部影像学检查，有助于明确肺内病变部位、病变范围、病灶特点，也有利于鉴别诊断。

6. 诊断标准

急性起病，咳嗽为主，可伴有咳痰、喘息、发热、胸痛，胸部影像学检查仅发现肺纹理增粗，排除其他导致咳嗽、咳痰、喘息的疾病。

7. 鉴别诊断

急性气管支气管炎需要与变应性鼻炎、急性上呼吸道感染、流行性感冒、支气管哮喘、肺炎、百日咳、充血性心力衰竭等疾病鉴别。

8.治疗

（1）抗生素抗感染治疗：出现脓性痰、发热伴白细胞升高、中性粒细胞比例升高者需要给予抗生素治疗，此类感染可门诊使用口服抗生素。

（2）止咳治疗：可根据病情选择外周性镇咳药或中枢性镇咳药。

（3）祛痰治疗：痰黏稠不易咳出者可进行祛痰治疗。

（4）抗炎、解痉、平喘：对于支气管痉挛（喘鸣）的患者，可给予解痉平喘和抗过敏治疗，如茶碱制剂、沙丁胺醇。抗炎治疗药物包括抗组胺药、吸入性糖皮质激素等。注意健康宣教，避免吸入粉尘和刺激性气体。

（5）退热治疗：适度发热有利于增强机体抗感染能力，轻度发热者可以不使用退热药物，嘱患者适当休息，多饮水，中高度发热者伴有寒战反应时注意适度保暖，寒战消失后根据全身炎症反应程度选择物理降温或药物降温。

（6）急性气管支气管炎最常见病因是病毒感染，治疗策略重点在于最大程度地减轻症状，即对症治疗。

对于许多轻微咳嗽患者，日常活动及睡眠不受影响时，可临床观察随诊，若病情较轻暂不加用抗病毒治疗。但需要注意的是通常病毒感染后会继发细菌、支原体感染或病毒感染同时伴发细菌、支原体感染或疾病最初起因即是细菌、支原体等感染，需要根据临床表现及时使用抗生素。

二、常用药物

1. 常用镇咳药见表3-1。

表3-1　常用镇咳药

名称	特点
右美沙芬片	中枢性止咳药
可待因片	中枢性止咳药
喷托维林	兼具中枢+外周性止咳药
氨酚双氢可待因片	止咳、解热、镇痛，含有对乙酰氨基酚
复方甲氧那明胶囊	止咳、祛痰、解痉平喘、抗炎抗过敏，属外周性止咳药，含有甲氧那明、氨茶碱、马来酸氯苯那敏、那可丁

2.常用祛痰药见表3-2。

表3-2 常用祛痰药

名称	药理特点
氨溴索	抑制腺体和杯状细胞合成酸性黏多糖,促进腺体和杯状细胞分泌小分子的黏蛋白使痰液黏稠度降低易于排出,促进纤毛摆动,增加表面活性物质分泌,属于黏痰调节药
溴己新	溴己新在体内代谢产物为氨溴索,属于黏痰调节药
羧甲司坦	使低黏度的唾液酸黏蛋白分泌增加,高黏度的岩藻黏蛋白分泌减少,属于黏痰调节药
N-乙酰半胱氨酸	提供巯基裂解糖蛋白二硫键,裂解DNA,降低痰液黏滞性,促进纤毛摆动,促进表面活性物质分泌,抗氧化,抑制黏痰细胞增生,抑制黏蛋白表达,属于黏痰溶解药
桉柠蒎	具有黏液稀化、调节、促排三重作用;既可碱化黏液、降低黏液的黏滞性;又可调节分泌、提高纤毛有效摆动空间;还可促进黏液排出,刺激纤毛细胞从而促进纤毛摆动增加纤毛活性作用
氯化铵	引起轻微的恶心,刺激胃-肺迷走反射,促进呼吸道腺体分泌增加,痰液稀释而易于咳出,属于痰液稀释剂(恶心性祛痰药)
愈创甘油醚	可刺激胃黏膜,反射性引起呼吸道浆液腺分泌增多,使痰液稀释易于咳出,属于痰液稀释剂(刺激性祛痰药)

3.常用解痉、抗过敏药见表3-3。

表3-3　常用解痉、抗过敏药

名称	药理特点
沙丁胺醇雾化液	β_2受体激动剂，解痉平喘
特布他林雾化液	β_2受体激动剂，解痉平喘
异丙托溴铵雾化液	胆碱受体阻滞剂，解痉平喘
布地奈德雾化液	糖皮质激素，广谱抗炎、抗过敏
马来酸氯苯那敏	组胺受体阻滞剂，抗炎、抗过敏
氯雷他定	组胺受体阻滞剂，抗炎、抗过敏

4.常用抗生素见表3-4。

表3-4　常用抗生素

分类	抗菌谱
青霉素、头孢菌素类	阿莫西林、第一代及第二代头孢菌素主要覆盖G^+球菌
大环内酯类	阿奇霉素、克拉霉素主要覆盖G^+菌、G^-菌、支原体、衣原体，但该类药物微生物耐药率较高
呼吸喹诺酮类	广谱强效，覆盖G^+球菌、G^-菌、支原体、衣原体，国内支原体对大环内酯类高度耐药，成人抗支原体感染宜首选左氧氟沙星、莫西沙星

三、诊疗思维导图

1.急性气管支气管炎的诊断见图 3-1。

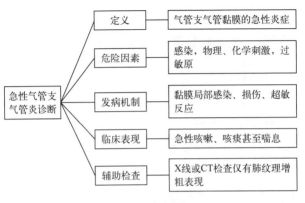

图 3-1　疾病诊断

2.急性气管支气管炎治疗见图 3-2。

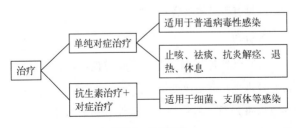

图 3-2　疾病治疗

第四章 慢性阻塞性肺疾病

一、疾病临床要点概括

1.定义

慢性阻塞性肺疾病（慢阻肺）是一种常见的、可预防和治疗的慢性气道疾病，其特征是持续存在的气流受限和相应的呼吸系统症状；其病理学改变主要是气道和（或）肺泡异常，通常与显著暴露于有害颗粒或气体相关，遗传易感性、异常的炎症反应以及肺异常发育等众多宿主因素共同参与发病过程；严重的合并症可影响疾病的临床表现和病死率。鉴于上述因素，慢阻肺具有明显的疾病异质性。

2.分期

（1）急性加重期：患者呼吸道症状加重，超过日常变异水平，需要改变治疗方案。表现为咳嗽、咳痰、呼吸困难加重、痰量增多、脓性或黏液脓性痰，可伴有发热等。

（2）稳定期：咳嗽、咳痰和呼吸困难等症状稳定或症状轻微，病情基本恢复到急性加重前的状态。

3.病因

① 个体因素：遗传易感性（α_1-抗胰蛋白酶缺乏），年龄越大慢阻肺患病率越高，肺的生长发育不良，支气管哮喘（简称哮喘）和气道高反应性，体重指数越低慢阻肺的患病率越高。

② 环境因素：烟草、燃料烟雾、空气污染、职业性粉尘、感染和慢性支气管炎、社会经济地位等。

4.发病机制

① 遗传机制。

② 氧化应激、慢性炎症反应。

③ 炎症后小气道重塑纤维化。

④ 蛋白酶-抗蛋白酶失衡。

5.病理生理

慢阻肺的特征性病理改变表现在气道、肺实质及肺血管，肺组织不同部位出现以特异性炎症细胞增多为特征的慢性炎症，以及反复损伤与修复后出现的结构改变。修复过程导致气道壁结构重构，胶原含量增加及瘢痕组织形成，这些病理改变造成气道狭窄，引起固定性气道阻塞，即刚性气道狭窄。

在慢阻肺的肺部病理学改变基础上，出现相应的慢阻肺特征性病理生理学改变，包括黏液高分泌、纤毛功能失调、小气道炎症、纤维化、管腔内渗出、气流受限、气体陷闭、肺过度充气、气体交换异常、肺动脉高压和肺源性心脏病以及全身的不良效应。

6.临床表现

原发病症状：多于中年发病，好发于秋冬寒冷季节。主要症状为慢性咳嗽、咳痰、呼吸困难，最典型的症状为呼吸困难，尤其是活动后呼吸困难。早期慢阻肺患者可以没有明显的症状，随病情进展日益显著；咳嗽、咳痰症状通常在疾病早期出现，而后期则以呼吸困难为主要表现。慢性咳嗽以晨起和夜间阵咳为主，痰液常为白色黏液浆液性，常于早晨起床时剧烈阵咳，咳出较多黏液、浆液样痰后症状缓解；急性加重时痰液可变为黏液脓性而不易咳出。呼吸困难早期仅在劳力时出现，之后逐年加重，以致日常活动甚至休息时也感到呼吸困难；活动后呼吸困难是慢阻肺的"标志性症状"。部分患者有明显的胸闷和喘息，此非慢阻肺特异性症状，常见于重症或急性加重患者。

并发症症状：呼吸衰竭表现（呼吸困难、精神异常、肺性脑病）；右心功能不全表现（纳差、腹胀、水肿）；自发性气胸表现（突发呼吸困难、发绀）。

体征：

① 胸部体征：呼气时相延长，辅助呼吸肌（如斜角肌和胸锁乳突肌）参与呼吸运动。肺气肿体征、肺动脉高压体征（P2＞A2）甚至肺心病体征，听诊有明显呼气相干啰音，严重肺气肿甚至肺大疱患者听诊时可仅有双肺呼吸音低，合并感染时一般可闻及吸气相湿啰音等表现。

② 胸外体征：低氧血症者可出现黏膜和皮肤发绀，发绀的程度与还原型血红蛋白含量相关，通常毛细血管血液中去氧血红蛋白浓度＞50g/L就可形成发绀，贫血者不易形成发绀。伴二氧化碳潴留者可见球结膜水肿，合并肺心病时患者可见颈静脉怒张、肝颈静脉回流征阳性、下肢水肿、腹水和肝脏肿大并压痛等体征。合并肺性脑病时偶可引出神经系统病理体征。

7.辅助检查

（1）肺功能检查：FEV1/FVC是慢阻肺的一项敏感指标，可检出轻度气流受限，FEV1占预计值百分比是评价中、重度气流受限的良好指标。正常人3s内可呼出全部肺活量，第1、2、3s所呼出气量各占FVC的正常百分率分别为83%、96%、99%。FVC是测定呼吸道有无阻力的重要指标。阻塞性通气障碍患者，如慢性阻塞性肺疾病、支气管哮喘急性发作的患者，由于气道阻塞、呼气延长，其FEV1和FEV1/FVC均降低，但在可逆性气道阻塞中，如支气管哮喘，在应用支气管扩张剂后，其值亦可较前改善。限制性通气障碍时，如弥漫性肺间质疾病、胸廓畸形等患者可正常，甚至可达100%，因为此时虽呼出气流不受限制，但肺弹性及胸廓顺应性降低，呼气运动迅速减弱停止，使肺活量的绝大部分在极短时间迅速呼出。

（2）CT检查：胸部CT检查对辨别小叶中心型或全小叶型肺气肿及确定肺大疱的大小和数量有很高的敏感性和特异性，对于鉴别诊断具有重要价值。

（3）末梢血氧饱和度检测、血气分析检查：用于评估呼吸功能状态及分辨呼吸衰竭分型从而指导治疗。

（4）血常规：长期低氧后血红蛋白和红细胞可以反应性增高，红细胞比容＞0.55可诊断为红细胞增多症。有的患者也可出现贫血，此为慢阻肺全身表现之一，与长期严重低氧抑制骨髓造血有关。

部分患者血气分析结果中血氧饱和度与氧分压不匹配。由于血红蛋白是氧气在体内运输的载体，贫血可以导致氧气在体内运输能力不足，导致氧分压下降，基于此理论可以解释慢阻肺急性加重合并明显贫血的患者血气分析出现血氧饱和度＞90%但同时血氧分压却＜60mmHg的现象。

（5）痰培养、痰涂片：合并感染时，痰涂片中可见大量中性粒细胞，痰涂片细菌染色可大致快速区分病原菌的分类，如革兰阳性、革兰阴性、真菌孢子菌丝，痰培养可检出各种致病菌从而指导抗生素的使用。

8.诊断标准

应根据临床表现、危险因素接触史、体征及实验室检查等资料，综合分析诊断。

典型慢阻肺的诊断标准：

① 慢性咳嗽、咳痰、呼吸困难。

② 危险因素暴露史。

③ 肺功能检查结果：吸入支气管扩张剂后FEV1/FVC＜0.7，提示气流受限且除外其他疾病。

9.鉴别诊断

慢阻肺需要与支气管哮喘、支气管扩张症、充血性心力衰竭、肺结核和弥漫性泛细支气管炎等相鉴别，尤其要注意与哮喘进行鉴别；部分患者可以出现慢阻肺合并哮喘，又称为重叠综合征。

10.并发症

慢阻肺患者可因肺气肿破裂并发自发性气胸，呼吸功能严重受损时可出现呼吸衰竭，有些重症患者处于代偿期，呼吸道感染、不适当氧疗、中断吸入治疗、镇静药物过量或外科手术等，可诱发急性呼吸衰竭。当病变进行性加重时，可合并慢性肺源性心脏病和右心衰竭。慢性缺氧引起红细胞代偿性增多，从而引起头痛、头晕、耳鸣、乏力等症状，易并发肺血栓栓塞症。

◆ 知识补充 ◆

肺基础结构改变易致肺内发生致病菌定植，肺内微生态平衡遭到破坏，加之长期使用糖皮质激素，会导致患者免疫力低下，大大增加肺部感染的风险。

11.治疗

治疗目标：慢阻肺稳定期患者的治疗目标是减轻当前症状，包括缓解症状，改善运动耐力，改善健康状况，降低未来急性发作风险，延缓疾病进展，预防和治疗急性加重，降低病死率。

根据慢阻肺急性加重严重程度的不同和/或基础疾病严重程度的不同，患者可以在门诊接受治疗或住院。超过80%急性加重期的患者可以在门诊接受药物治疗，包括使用支气管舒张剂、抗炎药物、抗生素、祛痰药、肺康复锻炼等。少数急性加重期患者需要住院综合治疗，主要包括药物治疗、呼吸支持治疗、肺康复锻炼、并发症及合并症的治疗等。

（1）呼吸支持治疗

① 氧疗，对于轻度低氧并无高碳酸血症、呼吸肌有力患者可鼻导管家庭低流量氧疗。对于合并高碳酸血症的患者需要严格控制氧流量，应用低流量（吸入氧浓度＜30%）氧疗。长期氧疗的目标是使患者在海平面水平静息状态下达到 $PaO_2 \geqslant 60mmHg$ 和/或使 SaO_2 升至90%，这样才可维持重要器官的功能，保证

周围组织的氧气供应。

② 祛痰治疗（祛痰药物、雾化、震动排痰、吸痰）。

③ 无创或有创机械通气呼吸支持治疗。

任何状态的 II 型呼吸衰竭均要严格执行持续低流量氧疗吗？

持续低流量氧疗的初衷是在保证人体生命安全的氧合水平上进行最低程度的氧气供应治疗，但是当患者动脉血氧分压已经低至不足以维持机体最低氧耗临界值时，需要立即提高吸氧流量、提高血氧饱和度至安全水平，以优先保证重要脏器功能，为后续气管插管连接有创呼吸机治疗赢得时机。不需要气管插管患者在提高吸氧流量的同时使用无创呼吸机进行机械通气治疗以降低二氧化碳潴留程度，亦能进一步改善氧合。因此在有效使用呼吸机治疗的同时是可以适当提高吸氧流量进行呼吸机加压吸氧治疗的，整个过程需要严密监护并复查血气分析。

（2）药物治疗

① 抗炎解痉平喘药物：吸入性糖皮质激素（ICS），雾化用支气管舒张剂如短效或长效 β_2 受体激动药（SABA/LABA）、短效或长效M胆碱受体阻断药（SAMA/LAMA）、预混合的支气管舒张药如LABA+LAMA，口服用糖皮质激素（泼尼松、甲泼尼龙）、静脉应用糖皮质激素（如甲泼尼龙琥珀酸钠），口服或静脉使用茶碱类制剂，口服用磷酸二酯酶抑制药（如罗氟司特）、大环内酯类药物。

② 祛痰药：如氨溴索、溴己新、桉柠蒎、乙酰半胱氨酸。

③ 抗氧化剂：如乙酰半胱氨酸。

④ 白三烯受体拮抗剂（LTRA）：在GOLD指南中不推荐COPD患者常规应用LTRA，但如果慢阻肺患者合并哮喘、过敏性鼻炎等，则可以考虑使用此类药物。

⑤ 抗感染药物：下呼吸道细菌感染是慢阻肺急性加重最常见的原因，占1/3 ～ 1/2。脓性痰是判断下呼吸道致病菌负荷升高最敏感的指标，咳白痰或清痰的患者提示细菌性急性加重的可能性较小。

⑥ 免疫调节类药物：细菌溶解产物、磷酸二酯酶抑制药、大环内酯类药物等可提高免疫细胞活性、调

节免疫平衡，对慢阻肺患者具有整体免疫调节作用。

COPD雾化药物见表4-1。

表4-1　COPD雾化药物

药物分类	临床常用药物
ICS	布地奈德、丙酸倍氯米松、丙酸氟替卡松
SABA	沙丁胺醇、特布他林
LABA	福莫特罗、沙美特罗、维兰特罗、茚达特罗
SAMA	异丙托溴铵
LAMA	噻托溴铵、乌美溴铵
祛痰、抗氧化剂	乙酰半胱氨酸

◆ 知识补充 ◆

慢阻肺急性加重使用抗生素治疗的指征包括：① 同时具备呼吸困难加重、痰量增加和脓性痰这3个主要症状（Anthonisen Ⅰ型）；② 具备脓性痰和另1个主要症状（Anthonisen Ⅱ型）；③ 需要有创或无创机械通气治疗。

抗生素使用的同时需要评估有无铜绿假单胞菌感染危险因素，铜绿假单胞菌感染的危险因素包括：① 既往痰培养铜绿假单胞菌阳性；② 90天内住院史并有抗菌药物静脉应用史；③ 极重度慢阻肺（FEV1 占预计值百分比＜30%）；④ 近2周全身性应用糖皮质激素（泼尼松＞10mg/d）。是否需要住院治疗、既往急性加重和住院史以及发生并发症的风险也是评估抗菌治疗必要性的重要依据。此外可以结合临床化验感染炎症指标如C反应蛋白、降钙素原，进行临床决策。

12.根据药物特点权衡慢阻肺用药

（1）磷酸二酯酶抑制剂：磷酸二酯酶4（PDE4）是炎症细胞和免疫细胞中的一种主要环腺苷酸代谢酶，磷酸二酯酶4抑制剂有包括抑制炎症介质释放和抑制免疫细胞激活在内的广泛抗炎活性，罗氟司特选择性抑制PDE4，阻断炎症反应信号传递，进而抑制如COPD和哮喘等呼吸道疾病对肺组织造成的损伤。环核苷酸cAMP和cGMP是细胞内重要的第二信使，在各种细胞外信号包括激素、自体活性物质和神经递质引起的生物学反应中起重要作用。磷酸二酯酶（PDE）具有水解细胞内cAMP或cGMP的功能，是使其转变为失去活性的单核苷酸的关键酶，是cAMP和cGMP水解的唯一途径。PDE家族有11个不同的成员，即PDE1 ～ PDE11，在不同的组织和细胞中有不同的表达。它们在结构、生物化学和药理特性上互不相同。PDE4是cAMP代谢的主要调节者，是炎症和免疫细胞的主要PDE同工酶，也是分布于肺部的主要PDE同工酶，是PDE家族中最大的一群，有4个亚型（PDE4A，PDE4B，PDE4C，PDE4D）。PDE4可以促进多种炎性细胞的cAMP水解，干扰细胞内信号传导，促进炎症介质释放，而抑制PDE4可阻断细胞内炎症反应信号传递，进而减少炎症介质的释放。由于cAMP可调节细胞内钙离子浓度以松弛支气管平滑肌并抑制炎症反应，因此PDE4抑制剂可减轻慢阻肺和哮喘等呼吸道疾病对肺组织造成的炎症损伤。

罗氟司特是特异性磷酸二酯酶4抑制剂，其作为治疗COPD的新型抗炎药于2010年在欧洲和美国相继获批上市。可用于伴慢性支气管炎且有频繁加重史的重度COPD患者附加于支气管舒张剂治疗上的维持治疗，具有抗炎、改善气道重塑作用。

罗氟司特能提高各项肺功能参数，包括FEV1、FVC、FEF 25%～75%，表明罗氟司特不但能改善大气道通气功能，对小气道功能的改善也有一定的作用。罗氟司特能延长COPD患者第一次中重度加重时间并降低总体加重率，尤其是中度加重率，可能是因为其抗炎作用，而COPD急性加重的机制就可能涉及炎症过程的扩大。据研究表明：① 在降低加重率方面，与重-极重度COPD患者相比，罗氟司特对中重度COPD患者疗效更好；② 吸入型糖皮质激素与罗氟司特联用并不能增加罗氟司特疗效；③ 罗氟司特对入组前有加重史患者的作用效果比无加重史患者更明显；④ 罗氟司特与支气管舒张剂（长效抗胆碱能药或长效 β_2 肾上腺素受体激动剂）联合应用效果更好。

罗氟司特的不良反应主要涉及消化系统和神经系统症状，出现在治疗早期，随着治疗的继续有自限趋势。非选择性磷酸二酯酶4抑制剂（如氨茶碱）与心律失常的发生相关，而目前尚未有关于罗氟司特导致心律失常的报道，这也进一步证实了罗氟司特对磷酸二酯酶4受体的高度选择性。

关于罗氟司特有几个尚无确切结论的问题：

① 罗氟司特作为抗炎药，而非支气管扩张剂，需与支气管扩张剂联用，而与罗氟司特联用可达到最佳效果的支气管扩张剂如何选择尚有待进一步研究。

② 罗氟司特与ICS、LABA联合应用对炎症抑制基因的转录具有协同作用，但ICS/LABA/罗氟司特三联治疗方案的疗效尚待证实。

③ 罗氟司特对亚洲人群的治疗效果有待更大规模的临床研究证实。

④ 罗氟司特与吸入型糖皮质激素同为抗炎药，两者的作用机制不同，后者作用机制为抑制各种促炎基因的表达和促进编码具有抗炎活性蛋白基因的转录。最新研究表明，罗氟司特氮氧化物能够逆转COPD患者对糖皮质激素的抵抗作用，但两者之间抗炎作用的直接比较仍有待研究。

⑤ 采取逐渐增加至合适剂量的治疗方案能否减少不良反应的发生率仍需大量临床试验阐明。罗氟司特作为新型口服抗炎药，尽管存在与治疗相关的不良反应，但能提高包括亚洲人群在内的稳定期COPD患者的肺功能、降低加重率、提高生活质量，有望代替吸入型糖皮质激素成为治疗稳定期COPD的抗炎治疗药物。

(2) 大环内酯类药物：大环内酯类药物包括阿奇霉素、克拉霉素、红霉素，除了发挥抗菌作用外还有抗炎及免疫调节作用。此类药物可能对COPD的急性加重具有预防作用。2015年美国胸科学会/欧洲呼吸病学会慢性阻塞性肺疾病共识意见指出，长期应用大环内酯类抗生素可以预防COPD反复加重，能够增强巨噬细胞吞噬功能并增强抗病毒活性。随机对照研究证实长期应用大环内酯类药物能减少COPD急性加重频次，缩短COPD急性加重持续时间，提高生活质量，共识建议：阿奇霉素250～500mg/次、每周3次（周一、三、五或二、四、六各一次）；红霉素125mg/次、3次/d，或250mg/次、2次/d；克拉霉素250mg/次、2次/d。临床研究证实6～12个月的长期使用方能有效，如果无明显不良反应，还可应用更长时间，但临床实践过程中具体用药方案的制订需要结合临床实际情况，尤其需要考虑长期使用导致微生物耐药及药物不良反应的问题，共识建议仅供参考。

◆ 知识补充 ◆

大环内酯类抗生素发挥免疫调节相关抗微生物效应机制： 大环内酯类血药浓度即使在最低抑菌浓度（MIC）以下仍能干扰细菌蛋白质合成且对铜绿假单胞菌同样具有此活性，此时大环内酯类的抗微生物效应并非依赖于其直接的抗菌活性，而是与其免疫调节效应有关，是一种间接抗微生物效应。具体机制包括以下几点。

① 抑制生物膜形成：慢性气道感染时多种微生物

会在不利于自我生存的环境中产生生物被膜，其主要成分为藻酸盐，细菌借助生物被膜可以抵御杀菌物质或避免被吞噬。低于MIC的大环内酯类可以抑制藻酸盐的合成，破坏生物被膜，使微生物恢复到浮游生物状态，因而有利于其他抗生素更好地发挥杀菌作用。

② 抑制细菌群体感应：细菌的个体间联系通过自体诱导物介导，其浓度随细菌的密度而变化，自体诱导物的产生、释放、感知和反应的过程称为细菌的群体感应。群体感应也是形成生物膜的重要机制。群体感应分子能诱导上皮细胞释放IL-8，促进炎症反应，大环内酯类对自体诱导物合成的抑制可以发挥抗菌作用。低浓度阿奇霉素可以抑制铜绿假单胞菌群体感应相关转录因子和蛋白表达，干扰自体诱导物的合成，使细菌毒力降低，细菌负荷减少，中性粒细胞浸润程度减轻。

③ 抑制微生物黏附。

④ 阻断毒性因子，抑制细菌损伤气道上皮或刺激中性粒细胞产生的细胞毒作用，长期使用小剂量大环内酯类虽不能完全清除微生物，但可以降低其毒性使其处于一种相对无害的定植状态。

（3）茶碱类药物：主要用于治疗慢性阻塞性肺疾病、哮喘、喘息性支气管炎。茶碱类的应用因其不良反应曾一度受到冷落，但研究表明小剂量的茶碱兼具平喘及抗炎作用，所以临床应用又趋广泛。

茶碱类药理作用主要包括：

① 茶碱具有腺苷受体阻断作用，可对抗腺嘌呤对呼吸道的收缩。

② 茶碱能够促进内源性肾上腺素及去甲肾上腺素的释放。

③ 茶碱属于非选择性磷酸二酯酶抑制剂。

茶碱类药物能够产生解痉、平喘、兴奋呼吸肌、强心、兴奋心脏（可能与非选择性磷酸二酯酶抑制作用及腺苷受体阻断作用有关）、抗炎及免疫调节作用。适用于支气管哮喘、喘息性支气管炎、慢性阻塞性肺疾病、心源性肺水肿引起的喘憋。临床常用的茶碱类药物包括茶碱缓释片、氨茶碱、二羟丙茶碱、多索茶碱以及含有氨茶碱的复方制剂如复方甲氧那明，这几种茶碱制剂有各自药理学特点。

茶碱缓释片： 茶碱的缓释剂型，药理作用来自茶碱，非吸烟者半衰期8h左右，吸烟者茶碱的代谢速度明显加快，半衰期4～5h。在肝内被细胞色素P450酶系统代谢，由肾脏随尿排出，约10%为原型物。

氨茶碱：氨茶碱是茶碱与乙二胺的复盐，药理作用来自茶碱，乙二胺增加茶碱的水溶性，氨茶碱在体内释放出茶碱发挥作用，大部分以代谢产物的形式通过肾脏排出，非吸烟者半衰期8h左右，吸烟者茶碱的代谢速度明显加快，半衰期4～5h。

二羟丙茶碱：该药在体内不代谢为茶碱，而是代谢为茶碱的衍生物，半衰期约为2h，大部分以原型随尿液排出，二羟丙茶碱的心脏兴奋作用约为氨茶碱的1/20～1/10，对心脏和神经系统影响较小。

多索茶碱：多索茶碱是甲基黄嘌呤衍生物，多索茶碱松弛支气管平滑肌痉挛的作用是氨茶碱的10～15倍，并具有茶碱所没有的镇咳作用，腺苷受体阻断作用仅为茶碱的1/10（心脏兴奋作用约为氨茶碱的1/10），多索茶碱在血药浓度较低（5～10mg/L）时即具有明显的抗炎和免疫调节作用。有研究认为，多索茶碱的抗炎作用弱于茶碱。因此，小剂量的茶碱缓释片在慢性哮喘的长期控制中应用更为广泛。多索茶碱主要在肝脏代谢，其代谢产物主要为羟乙基茶碱和极少量的茶碱，半衰期约为8h，该药能迅速分布到各种体液和脏器，其中以肺的含量为最高，最终以原型和代谢产物的形式从尿中排泄，与大环内酯类、氟喹酮类药物合用宜减量。

茶碱类药物不良反应：茶碱的毒性常出现在血清浓度为15～20μg/mL，特别是在治疗开始，早期多见的不良反应有恶心、呕吐、易激动、失眠等。当血清浓度超过20μg/mL时，可出现心动过速、心律失常。血清中茶碱超过40μg/mL，可出现发热、失水、惊厥等症状，严重的甚至可因呼吸、心跳停止而致死。抗菌药物如某些大环内酯类、氟喹诺酮类及克林霉素、林可霉素可降低茶碱清除率，增高其血药浓度，当茶碱与上述药物配伍时需要适当减量使用。为防止可能出现药物过量，对于老年人或者心肝肾功能不全患者，应注意茶碱血药浓度监测。多索茶碱的代谢物仅有少量茶碱，腺苷受体阻断作用仅为茶碱的1/10，与茶碱相比，较少引起中枢、胃肠道及心血管等肺外系统的不良反应。

（4）糖皮质激素类药物：需要特别注意的是因为糖皮质激素（包括静脉、口服、吸入制剂）有抑制免疫作用从而增加肺部感染的风险，不可以滥用。使用糖皮质激素需要权衡收益风险比。ICS治疗决策见表4-2。

表4-2　ICS治疗决策

ICS治疗		
强烈支持	考虑使用	反对使用
既往有COPD急性加重住院史 每年有≥2次COPD中度急性加重 血嗜酸性粒细胞≥300个/μL 有哮喘病史或合并哮喘发作	每年有1次COPD中度急性加重 300个/μL＞血嗜酸性粒细胞≥100个/μL	反复发生肺炎 有分枝杆菌感染史 血嗜酸性粒细胞＜100个/μL

13.合理制订初始治疗方案并根据病情发展做出及时调整

（1）初始治疗方案：在对患者症状和急性加重风险评估后制订初始用药方案，重点在于选择个体化治疗，其过程可以参考慢阻肺GOLD指南中的A、B、E分组选择药物治疗。具体慢阻肺GOLD分级、分组见表4-3。

按病情分组选择初始治疗药物见表4-4。

表4-3　慢阻肺GOLD分级、分组

肺功能检查确诊慢阻肺	肺功能评价气流受限程度→ GOLD分级→		症状评估和（或）急性加重风险评估 GOLD分组		
		FEV1占预计值百分比（使用支气管舒张剂后）			
吸入支气管舒张剂后FEV1/FVC <70%	GOLD1级	≥80%	近一年≥2次中等程度急性加重或≥1次导致住院的急性加重	E组	
	GOLD2级	50%~79%			
	GOLD3级	30%~49%	近一年0或1次中等程度急性加重（未导致住院）	A组	B组
	GOLD4级	<30%		mMRC 0~1 CAT <10	mMRC ≥2 CAT ≥10

表4-4　按病情分组选择初始治疗药物

稳定期起始药物治疗		
≥2次中等程度急性加重或≥1次导致住院的急性加重	E组　LABA+LAMA 考虑LABA+LAMA+ICS（如果血嗜酸性粒细胞计数≥300个/μL）	
0或1次中等程度急性加重（未导致住院）	A组 1种支气管舒张剂（短效或长效）	B组 LABA+LAMA
	mMRC 0～1，CAT＜10	mMRC≥2，CAT≥10

对于血嗜酸性粒细胞计数≥300个/μL或慢阻肺合并哮喘的患者首先推荐含ICS的联合治疗。

◀ 知识补充 ▶

改良版英国医学研究委员会呼吸困难量表具体内容见表4-5。

表4-5　改良版英国医学研究委员会呼吸困难量表

mMRC分级	呼吸困难严重程度
0级	仅在剧烈活动时出现呼吸困难
1级	平地快步行走或步行爬小坡时出现气短
2级	由于气短，平地行走时比同龄人慢或需要停下来休息
3级	平地行走100米左右或数分钟后需要停下来喘气

mMRC 分级	呼吸困难严重程度
4级	因为严重的呼吸困难而不能离开家或在穿脱衣服时出现呼吸困难

慢性阻塞性肺疾病评估测试具体内容见表4-6。

表4-6 慢性阻塞性肺疾病评估测试（CAT问卷）

症状	评分					症状
我从不咳嗽	1	2	3	4	5	我一直咳嗽
我一点痰也没有	1	2	3	4	5	我有很多痰
我没有一点胸闷的感觉	1	2	3	4	5	我有很重的胸闷的感觉
当我爬坡或爬一层楼时，并不感到喘不过气来	1	2	3	4	5	当我爬坡或爬一层楼时，我感觉非常喘不过气来
我在家里的任何劳动都不受慢阻肺的影响	1	2	3	4	5	我在家里的任何劳动都很受慢阻肺的影响
每当我要外出时我就外出	1	2	3	4	5	因为我有慢阻肺，所以我从来没有外出过
我睡眠非常好	1	2	3	4	5	因为我有慢阻肺，我的睡眠非常不好
我精力旺盛	1	2	3	4	5	我一点精力都没有

注：CAT病情分级——0～10分视为轻度，11～20分视为中度，21～30分视为重度，31～40分视为极重度。

（2）治疗方案的调整：对于已经接受双支气管扩张药（β_2受体激动药+M胆碱受体阻滞药）治疗后仍然发生急性加重的患者，根据血嗜酸性粒细胞计数推荐以下2种调整方案。

① 若血嗜酸性粒细胞计数≥100/μL的患者，添加ICS升级至三联吸入治疗，可能获益，一般来讲血嗜酸性粒细胞计数越高，治疗反应越好。

② 若血嗜酸性粒细胞计数<100/μL，主要表现为支气管炎型慢阻肺患者，尝试加用罗氟司特或阿奇霉素。

对于ICS+LABA联合治疗后仍然发生急性加重的患者，推荐升级至三联吸入治疗。

对于接受三联吸入治疗（β_2受体激动药+M胆碱受体阻滞药+吸入性糖皮质激素）后仍反复发生急性加重的患者，可考虑以下方案。

① 加用罗氟司特（免疫调节抗炎作用）：肺功能FEV1<50%预计值和有慢性支气管炎的患者，特别是近1年有1次以上急性加重导致住院的患者。

② 加用阿奇霉素（免疫调节抗微生物作用、调节肉芽肿性炎症作用）：大环内酯类药物中阿奇霉素的证据最强，尤其是对于那些长期吸烟的患者，可减少其

病情的急性加重，但需注意其不良反应（包括微生物耐药、肝毒性、QT\QTc间期延长和耳毒性等），长期吸烟患者肺内微生态失衡，易导致致病菌定植。烟草刺激会产生气道慢性肉芽肿性炎症并逐渐阻塞小气道，而大环内酯类抗生素具有调节慢性肉芽肿性炎症的作用，此处治疗理论类同于阿奇霉素治疗弥漫性泛细支气管炎慢性气道肉芽肿性炎症。

③ 降级治疗、停用ICS：如发现有ICS使用不恰当的指征（如无急性加重史的患者使用ICS、对ICS无应答或出现ICS相关不良反应如反复发生肺炎或合并分枝杆菌感染）需要考虑撤除ICS。应当考虑转换为双支气管扩张药治疗。血嗜酸性粒细胞计数≥300/μL的患者在撤除ICS后或许会出现急性加重的风险增高，因此需要严密监测以防急性加重复发。撤除ICS时建议逐渐减量，同时密切随访。

需要注意的是如果药物治疗升级后患者呼吸困难或运动受限未改善，可考虑更换吸入装置或药物。目前可供选择的吸入装置有DPI（干粉吸入剂）、pMDI（加压定量吸入剂，包括传统pMDI和共悬浮pMDI）、SMI（软雾吸入剂）中任一种装置。

此外在任何情况下，均应考虑其他原因导致的疗效不佳，如非慢阻肺引起的呼吸困难、吸入器使用不当或依从性差。需要注意的是慢阻肺治疗本身具有"天花板效应"，即使严格遵医嘱用药并适当调整治疗方案也只能缓解疾病进程，不可逆转。

14. 疾病健康管理

COVID-19疫苗防治SARS-CoV-2感染有效，COPD患者稳定期可考虑接种COVID-19疫苗。接种肺炎疫苗、流感疫苗可降低下呼吸道感染发生率，降低COPD急性加重风险。

有统计研究表明，需要住院的COPD急性加重患者30天后全因死亡率为26%，3年死亡率69%。急性加重会加速肺功能下降，通过合理的治疗与管理，大部分患者可以控制症状，避免急性发作，减缓肺功能下降的速度。而不规范治疗或药物治疗依从性差，则会反复出现急性加重，反复急性加重会加速病情发展，导致气流阻塞程度快速进行性加重，最后并发肺源性心脏病、呼吸衰竭等，预后较差。在临床治疗疾病过程中要加强对患者及其亲属的教育，督促患者戒烟，避免有害烟雾粉尘接触，使患者了解慢阻肺的病理生理与临床基础知识，指导患者正确使用吸入药物装置，指导腹式呼吸、缩唇呼吸锻炼，适当进行日常肺康复锻炼，正确识别病情急性加重并及时就诊。

二、诊疗思维导图

1. COPD 的诊断见图 4-1。

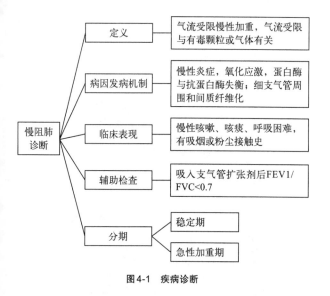

图4-1 疾病诊断

2. COPD 的病情评估见图 4-2。

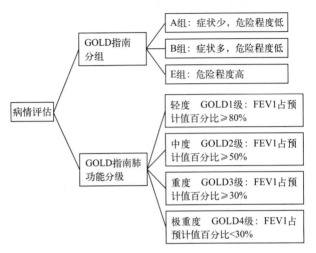

图 4-2 病情评估

3. COPD 的治疗见图 4-3。

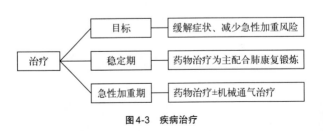

图 4-3 疾病治疗

第五章 支气管扩张症

一、疾病诊疗要点

1.定义

支气管扩张症（支扩）是由各种原因引起的支气管树病理性、永久性扩张，导致反复发生化脓性感染的气道慢性炎症，支气管扩张伴感染属于内科化脓性疾病的范畴。

2.病因

（1）后天性因素（常见）

① 既往下呼吸道感染。

② 结核分枝杆菌或非结核分枝杆菌感染。

③ 异物和误吸。

④ 其他气道疾病如变应性支气管肺曲霉菌病、弥漫性泛细支气管炎。

⑤ 结缔组织病。

⑥ 炎症性肠病。

（2）先天性因素（少见）

① 大气道先天发育异常。

② 免疫功能缺陷（免疫球蛋白缺乏）。

③ 气道纤毛功能缺陷。

④ α_1 抗胰蛋白酶缺陷。

⑤ 氯离子跨膜转导蛋白功能障碍（肺囊性纤维化）。

3.发病机制

发病机制中的关键环节为气道防御功能受损导致支气管感染炎症、支气管阻塞、周围肺组织纤维化、肺血管床受损，并相互影响，形成恶性循环，导致局部空气潴留，致使支气管永久性结构改变并扩张以及伴行的小肺动脉结构发生改变，如小动脉瘤。

病理与病理生理表现： 支气管扩张的部位可为双肺弥漫性分布，亦可为局限性病灶，其发病部位与病因有关。根据病理解剖形态不同，支气管扩张可分为三种类型：柱状支气管扩张、囊柱状支气管扩张、囊状支气管扩张。

对支气管-肺结构的影响： 显微镜下可见支气管壁溃疡、支气管炎症和纤维化、鳞状上皮化生和黏液腺增生。炎症导致支气管结构受损引发支气管扩张，包括软骨、肌肉、弹性组织被破坏，纤毛细胞受损或消失，黏液分泌增多，气道平滑肌增生肥厚，气道壁纤维化，炎症可扩展至肺泡，最终导致支气管周围弥漫性纤维化瘢痕形成。可导致限制性、阻塞性通气功能障碍及弥散功能减低。气道解剖结构发生改变，痰液廓清能力明显下降，易反复感染化脓。

对肺血管床的影响： 慢性炎症反应可导致阻塞性动脉内膜炎、支气管壁血管增多、支气管动脉扩张、支气管动脉和肺动脉吻合增多，压力较高的小支气管动脉破裂可导致咯血。肺部小动脉炎症和血管床毁损可导致慢性肺动脉高压，引发肺源性心脏病。

◆ 知识补充 ◆

由于感染局部炎症募集作用，支气管扩张病变局部中性粒细胞聚集并大量释放髓过氧化物酶、毒性氧自由基、弹性蛋白酶、基质金属蛋白酶、胶原酶，加之后续纤维化修复作用，深度破坏支气管局部生理结构。

4.临床表现

症状：慢性反复咳嗽、咳痰，痰液为黏液性、黏液脓性或脓性，合并感染时痰液量增加。痰液呈现分层，从上至下依次为泡沫层、脓液层、黏液层、坏死组织层，有时伴有咯血，常伴有焦虑、发热、乏力、食欲减退、消瘦、贫血及生活质量下降。

体征：听诊闻及固定性湿啰音是支气管扩张症特征性表现，以肺底部最为多见，长期缺氧患者可出现杵状指、发绀，晚期可出现肺动脉高压、肺心病体征。

◆ 知识补充 ◆

长期严重的支气管扩张症会导致身体各脏器出现慢性缺氧，特别是人体的末梢循环受到阻碍，肢体末端手指组织代偿性地增粗肥大，形成了杵状指。听诊时支气管扩张症患者特征性表现是局部固定的湿啰音（永久性扩张部位合并分泌物增多）。

5.辅助检查

（1）胸部CT检查，可确诊支气管扩张症。

（2）痰液微生物检查包括痰抗酸染色、痰细菌涂片、痰细菌培养、痰真菌涂片、痰真菌培养等，有助于鉴别感染微生物种类并选用恰当的抗生素。

（3）肺功能、血气分析检查：有助于评估患者肺功能受损状况。支气管扩张病变部位反复慢性炎症导致的病理生理改变包括阻塞性通气功能障碍、限制性通气功能障碍、肺弥散功能降低，严重者出现不同程度呼吸衰竭。

◆ 知识补充 ◆

肺功能第1秒用力呼气容积（FEV1）下降提示支气管扩张症患者存在阻塞性通气功能下降，用力肺活量（FVC）、呼气流量峰值（PEF）下降提示存在限制性通气功能下降，一氧化碳弥散量降低提示弥散功能障碍。

（4）血清IgE抗体检查（尤其是烟曲霉特异性IgE）、烟曲霉皮试、烟曲霉沉淀素检查，有助于鉴别是否存在曲霉菌感染。

（5）血免疫球蛋白电泳、淋巴细胞分类计数、抗核抗体谱、类风湿因子有助于评估基础免疫功能状态。

（6）血清炎症标志物：红细胞沉降率、CRP、降钙素原、IL-6、铁蛋白检查评估炎症负荷。

（7）纤毛功能检查。

（8）α_1抗胰蛋白酶缺陷检查。

（9）氯离子跨膜转导蛋白功能障碍检查。

6.诊断标准

根据反复咳脓痰、咯血病史和既往有诱发支气管扩张的呼吸道感染病史，CT显示支气管扩张的异常影像学改变，即可明确诊断为支气管扩张症。

◀ **知识补充** ▶

双肺下叶尤其是后基底段是病变最易累及的部位，这与重力因素导致的肺下叶气道分泌物引流不畅有关。支气管扩张左肺多于右肺，因为左侧支气管与气管分叉角度较右侧大；左侧支气管较右侧细长；左侧支气管容易受到心脏及大血管的压迫导致气道局部分泌物引流不畅而发生感染。而结核病引起的继发性支气管扩张多分布于双上肺尖后段、双下肺背段上部，由于肺上部与下部通气血流比例不同，位置偏上的区域局部微环境包括温度、湿度、气体分压可能更适合细菌生长繁殖。

7.鉴别诊断

支气管扩张症需要与慢性支气管炎、肺脓肿、肺结核、先天性肺囊肿、弥漫性泛细支气管炎、变应性支气管肺曲霉菌病、支气管肺癌等鉴别。

8.治疗

（1）物理治疗：主动呼吸肌锻炼；排痰治疗包括雾化、引流、震动叩击、无创正压通气震动。教患者正确进行排痰，如连续深咳并配合体位引流。

（2）抗菌药物治疗：患者出现支气管扩张症急性加重、咳嗽、痰量增加或性状改变、脓痰增加、呼吸困难、咯血及发热等应考虑应用抗菌药物。仅有脓痰或痰液培养阳性并不是抗生素应用指征。60%～80%支气管扩张症患者存在细菌肺内定植，最常见的是流感嗜血杆菌、铜绿假单胞菌、肺炎链球菌、金黄色葡萄球菌。病情轻者可无定植菌，病情较重者常见定植菌为流感嗜血杆菌，长期大量脓痰、反复感染、严重气流阻塞及生活质量低下的患者，多见铜绿假单胞菌定植。

关于铜绿假单胞菌感染的危险因素：经验性抗菌药物治疗时选用抗生素应充分考虑既往痰培养结果及有无铜绿假单胞菌感染的高危因素。至少符合以下4条中的 2 条为铜绿假单胞菌感染高危因素，尤其是既往痰培养出现铜绿假单胞菌的患者。

① 近期住院。

② 每年 4 次以上或近 3 个月以内使用过抗生素。

③ 近期使用糖皮质激素（最近每日口服泼尼松大于 2 周）。

④ 肺功能呈现重度气流阻塞（FEV1 ＜ 30% 预计值）。

目前可用于治疗铜绿假单胞菌感染的抗生素包括头孢哌酮舒巴坦、哌拉西林他唑巴坦、头孢他啶、头孢吡肟、碳青霉烯类、头孢他啶阿维巴坦、环丙沙星、左氧氟沙星、氨基糖苷类、多黏菌素。

关于大环内酯类药物在治疗支气管扩张症中的地位：值得注意的是，许多支气管扩张症患者长期应用抗生素容易导致细菌耐药，此外细菌定植后容易形成生物被膜，生物被膜可阻止抗菌药物渗透，而大环内酯类抗生素具有调节细菌生物被膜的作用，其中 14 元环、15 元环大环内酯类抗生素如红霉素、罗红霉素、克拉霉素、阿奇霉素，具有抗菌外作用，包括：抗炎效应；调节气道分泌功能；免疫调节相关抗微生物效应；激素节省效应；抗病毒效应。支气管扩张症急性加重期开始抗菌治疗前应送检痰培养并及时开始经验性使用抗生素治疗，根据患者病情酌情联合使用大环内酯类抗生素。

（3）对症治疗：对于气道痉挛、阻塞、排痰困难、喘憋的患者应按需使用抗炎、解痉、平喘、祛痰类药物。

（4）控制咯血：垂体后叶素（止血效果较好，又称为内科止血钳）、促凝血药物（蛇毒血凝酶、酚磺乙胺、氨甲苯酸）。

大咯血紧急处理措施： 大咯血是支气管扩张症最严重的并发症，一次咯血量超过100mL或24h咯血超过500mL为大咯血，严重时可导致窒息。预防咯血窒息应视为大咯血的首要措施，大咯血时要保持气道通常，改善氧合状态，稳定血流动力学状态，咯血少时应安抚患者稳定情绪，嘱咐患者患侧卧位休息，出现窒息时采取头低足高45°的俯卧位，取出口中的血块，轻拍健侧背部以促进气道内血液排出，若上述措施无效要迅速进行气管插管或气管切开救治。

9.疾病健康管理

加强患者健康教育，解释疾病及治疗方法，如正确及时掌握排痰技术、药物治疗及控制感染，帮助患者及早识别病情急性加重期并及早就医，劝患者戒烟、适当健康锻炼以增强免疫力。对于儿童要积极预防下呼吸道感染，及时接种疫苗，如结核、百日咳、麻疹、流感、多价肺炎疫苗。

二、诊疗思维导图

1.支气管扩张症的诊断见图5-1。

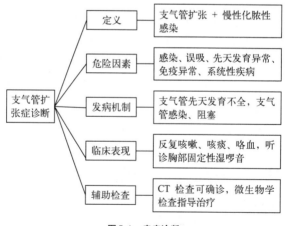

图5-1 疾病诊断

2. 支气管扩张症的治疗方案见图 5-2。

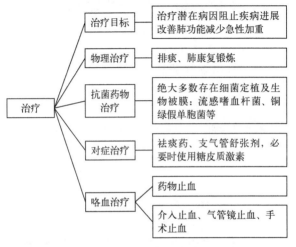

图 5-2　治疗方案

第六章　支气管哮喘

一、疾病诊疗要点

1.定义与分类

支气管哮喘（bronchial asthma）简称哮喘，以慢性气道炎症为特征，这种慢性炎症导致了气道高反应性的发生和发展。临床上表现为反复发作的喘息、气急、胸闷、咳嗽等症状，常在夜间和/或清晨发作、加剧，同时伴有可变的气流受限。

特殊类型哮喘：咳嗽变异性哮喘、胸闷变异性哮喘、药物性哮喘、职业性哮喘、运动性哮喘、难治性哮喘。

2.分期

① 急性发作期：指喘息、气促、咳嗽、胸闷等症状突然发生，或原有症状加重，常有呼吸困难，以呼气流量降低为其特征，常因接触变应原、刺激物或呼吸道感染诱发。

② 慢性持续期：指患者每周均不同频度和/或不同程度地出现喘息、气急、胸闷、咳嗽等症状。

③ 临床缓解期：指患者无喘息、气急、胸闷、咳嗽等症状，并维持1年以上。

3. 病因

哮喘是一种具有多基因遗传倾向的疾病，患者个体的过敏体质与外界环境的相互影响是发病的重要因素，很多变应原和诱因会导致哮喘急性发作。

4. 发病机制

哮喘的发病机制尚未完全阐明，目前可概括为遗传机制、气道炎症-免疫机制、神经调节机制。神经因素是哮喘发病的重要环节之一。支气管受复杂的自主神经支配，除肾上腺素能神经、胆碱能神经外，还有非肾上腺素能非胆碱能（NANC）神经系统。哮喘患者β-肾上腺素受体功能低下，而患者对吸入组胺和乙酰甲胆碱反应性显著增高则提示存在胆碱能神经张力的增加。非肾上腺素能非胆碱能神经系统能释放舒张支气管平滑肌的神经递质如血管活性肠肽（VIP）、一氧化氮（NO）及收缩支气管平滑肌的神经递质如P物质、神经激肽，两者平衡失调，则可引起支气管平滑肌收缩。此外，从感觉神经末梢释放的P物质、降钙素基因相关肽（CGRP）、神经激肽A等导致血管扩张、血管通透性增加和炎症渗出，此即为神经源性炎症，神经源性炎症能通过局部轴突反射释放感觉神经肽而引起哮喘发作。

哮喘疾病本身具有多种气道炎症表型，目前诱导痰细胞学检查是确定哮喘气道炎症表型的金标准，根据痰中嗜酸粒细胞和中性粒细胞的数量量化分型，哮喘疾病气道炎症表型可分为四型：

① 嗜酸性粒细胞型（嗜酸性粒细胞比例＞3%）。

② 中性粒细胞型（中性粒细胞比例＞65%）。

③ 混合型（嗜酸性粒细胞比例＞3%且中性粒细胞比例＞65%）。

④ 少细胞型（嗜酸性粒细胞比例＜3%且中性粒细胞比例＜65%）。

目前哮喘发病机制可归纳为五大类：

① 遗传机制。

② 超敏反应性气道炎症（Ⅰ型超敏反应）。

③ 气道神经调节功能失衡。

④ 神经源性气道炎症。

⑤ 炎症后气道重塑。

5.气道病理表现

疾病早期,肉眼观常无异常发现,但显微镜下可见气道慢性炎症性病变。随着病情的发展,肉眼可见肺气肿,支气管及细支气管管腔内含有黏稠痰液及黏液栓,黏液栓塞局部可出现肺不张,显微镜下可见气道慢性炎症和气道重构的病理变化。气道慢性炎症作为哮喘的基本特征,存在于所有的哮喘患者,表现为气道上皮下肥大细胞、嗜酸性粒细胞、肺泡巨噬细胞、淋巴细胞及中性粒细胞等的浸润,以及气道黏膜下组织水肿、微血管通透性增加、支气管平滑肌痉挛、纤毛上皮细胞脱落、杯状细胞增殖及气道分泌物增加等病理改变。若哮喘长期反复发作,可见支气管平滑肌肥大/增生、气道上皮细胞黏液化生、上皮下胶原沉积和纤维化、血管增生以及基底膜增厚等气道重塑的表现。

6.临床表现

症状:典型的症状为发作性伴有哮鸣音的呼气性呼吸困难。多与接触过敏原、冷空气、上呼吸道感染、物理或化学性刺激、运动等有关。

体征:发作时典型的体征是双肺广泛哮鸣音,呼气音延长。但非常严重的哮喘发作哮鸣音反而减弱甚至完全消失，表现为"沉默肺"，提示病情危重。

7.辅助检查

（1）肺功能检查

① 阻塞性通气功能障碍。

② 支气管舒张试验阳性。

③ 支气管激发试验阳性（危险性高，临床诊疗过程中不采用该检查）。

④ 连续2周或以上监测PEF，平均每日昼夜呼气峰流速（PEF）变异率＞10%，提示存在可逆性的改变，测定PEF昼夜变异率有助于哮喘患者自我监测和评估病情。

（2）痰液检查：部分哮喘患者痰涂片显微镜下，多可查见较多嗜酸性粒细胞。

（3）胸部X线/CT检查：哮喘发作时早期胸部X线可见两肺透亮度增加，呈过度通气状态；在缓解期多无明显异常。部分患者胸部CT可见支气管壁增厚、黏液阻塞。

（4）特异性变应原检测：哮喘患者大多数伴有过敏体质，对众多过敏原和刺激物敏感。多数患者外周血可检测到增高的变应原特异性IgE。血清总IgE测定对哮喘诊断价值不大，但其增高的程度可作为重症哮喘使用抗IgE抗体治疗的依据。血清过敏原特异性IgE抗体检测有利于筛查可疑过敏原。皮肤过敏原试验用于指导避免接触过敏原和脱敏治疗，临床较为常用。需根据病史和当地生活环境选择可疑的变应原进行检查，可通过皮肤点刺等方法进行，皮试阳性提示患者对该变应原过敏。

8.诊断标准

（1）可变的呼吸道症状和体征

① 反复发作性喘息、气急，伴或不伴胸闷或咳嗽，夜间及晨间多发，常与接触过敏原、冷空气、物理或化学性刺激以及上呼吸道感染、药物、运动等有关。

② 发作时双肺可闻及散在或弥漫性哮鸣音，呼气相延长。

③ 上述症状和体征可经治疗缓解或自行缓解。

（2）可变的呼气气流受限客观证据：有气流受限的客观证据（在随访过程中，至少有1次气流受限的证据，FEV1/FVC%＜75%）同时具备以下气流受限客观检查中的任意1条。

① 支气管舒张试验阳性（吸入支气管舒张剂后，FEV1增加＞12%且绝对值增加＞200mL）。

② 抗炎治疗4周后，肺功能显著改善（与基线值比较，FEV1增加＞12%且绝对值增加＞200mL）。

③ PEF平均每日昼夜变异率＞10%（每日监测PEF 2次、至少2周）。

④ 运动激发试验阳性（与基线值比较，FEV1降低＞10%且绝对值降低＞200mL）；药物激发试验阳性（使用标准剂量的乙酰甲胆碱或组织胺，FEV1降低≥20%）。由于激发试验危险性较大，临床诊疗疾病过程中一般不采用该检查方法。

符合上述第①②两条，并除外其他疾病所引起的喘息、气急、胸闷和咳嗽，可以诊断为支气管哮喘。

◆ 知识补充 ◆

胸闷变异性哮喘

患者发病时仅有胸闷表现，目前学界认为该种哮喘患者发病时气道平滑肌发生了等长收缩而非等张收缩。等长收缩时气道平滑肌张力增加但长度并未缩短，因此不会对气道孔径大小造成改变。气道平滑肌张力增加会引发平滑肌传感器兴奋，肌纤维痉挛长时间压迫血管、淋巴管道造成气道局部微循环障碍，引发局部水肿，外周神经将信号传递到中枢，患者产生主观胸闷感觉。

由于胸闷变异性哮喘患者气道孔径没有因为平滑肌等长收缩而缩小，因此当气道平滑肌发生等长收缩时并不影响患者的通气功能，尤其是小气道功能。考虑到胸闷变异性哮喘在发病机制上有别于普通哮喘，因此胸闷变异性哮喘患者可以不出现普通哮喘患者的典型喘憋症状，而仅仅是感觉到胸闷。

咳嗽变异性哮喘（CVA）诊断标准

① 慢性刺激性干咳，常伴有明显的夜咳，部分患者有季节性。

② 支气管激发试验阳性，或PEF日平均变异率＞10%（至少连续监测7d的平均值），或支气管舒张试验阳性，肺功能检查提示阻塞性改变。

③ 抗哮喘治疗有效。

④ 诱导痰嗜酸性粒细胞增高和FeNO增高有助于咳嗽变异性哮喘的诊断。

9.鉴别诊断

哮喘需要与左心功能不全、慢阻肺、气胸、肺栓塞、上气道梗阻性疾病等相鉴别。

10.并发症

哮喘严重发作时可并发急性并发症，包括气胸、纵隔气肿、肺不张；哮喘反复发作或感染可致慢性并发症，包括慢性阻塞性肺疾病、支气管扩张症、间质性肺炎、肺纤维化和肺源性心脏病。

11.治疗

（1）哮喘治疗的目标：虽然目前哮喘尚不能根治，但长期规范化治疗可使大多数哮喘患者达到良好或完全的临床控制，减少复发乃至不发作。哮喘治疗的目标是控制症状、降低未来再次发作的风险，最终达到使用最小有效剂量药物治疗或不用药物就能使患者维持正常日常活动的目标，提高生活质量。

（2）哮喘急性发作期的治疗：治疗原则是去除诱因；合理氧疗（尤其注意合并Ⅱ型呼吸衰竭患者氧疗浓度的调整）；使用支气管舒张剂；使用抗炎药物，如全身使用糖皮质激素。

（3）哮喘慢性持续期的治疗：药物治疗；非药物治疗包括脱离过敏原，戒烟及避免二手烟暴露，合理体育运动，避免职业接触危险物质，保持健康饮食。

（4）哮喘治疗药物分类

① 控制类药物：需要每天使用并长时间维持应用的药物，主要通过其抗炎作用使哮喘患者维持在临床控制状态，包括吸入性糖皮质激素（ICS）/长效 β_2 受体激动剂（ICS/LABA）、全身性激素、白三烯调节剂（LTRA）、茶碱制剂、抗IgE单克隆抗体。

② 缓解类药物：又称急救药物，急性发作时可按需使用，主要通过迅速解除支气管痉挛从而缓解患者急性哮喘症状，包括速效 β_2 受体激动剂、糖皮质激素、吸入型抗胆碱能药物、茶碱制剂等。

◆ 知识补充 ◆

新型抗炎药罗氟司特在哮喘疾病中的潜在治疗价值

罗氟司特的抗炎作用和免疫调节作用已在离体人外周血细胞中得以证实。作为 PDE4 选择性抑制剂，罗氟司特及其活性产物 N-氧化物（roflumilast N-oxide，RNO）可明显抑制中性粒细胞和嗜酸性粒细胞募集，同时抑制单核细胞、巨噬细胞、树突状细胞，抑制肿瘤坏死因子（tumor necrosis factor，TNF-α）的合成，抑制 $CD4^+T$ 细胞增殖和活化。罗氟司特及其活性产物 RNO 对单核细胞、巨噬细胞、树突状细胞和 $CD4^+T$ 细胞的高度选择性抗炎效应，明显优于其他PDE4抑制剂。气道平滑肌细胞可通过释放生长因子、细胞因子和细胞外基质蛋白促进气道重塑，气道重塑是哮喘尤其是难治性哮喘的重要病理特征之一。研究结果显示，罗氟司特能明显减少诱导痰嗜酸性粒细胞和中性粒细胞数目，降低呼出气一氧化氮（fractional exhaled nitric oxide，FeNO）和尿中白三烯水平。罗氟司特能明显改善肺功能指标如FVC、FEV1和PEF。

罗氟司特已被批准用于慢阻肺的治疗，并被慢阻肺全球倡议（GOLD）推荐为二线可选择药物，但在哮喘领域的临床应用尚未达成共识。已有多项临床试验结果显示，罗氟司特能够有效提高哮喘控制水平，改善肺功能，抑制哮喘相关的炎症指标，减少患者远期哮喘发作风险。

哮喘患者接受罗氟司特治疗相关临床试验，报道的常见不良事件包括头痛、腹泻、恶心、体重减轻、失眠和精神障碍，与接受罗氟司特治疗的慢阻肺患者发生的不良事件类似。罗氟司特相关的不良事件多发生在治疗初期，一般无须特殊处理，在继续治疗中逐渐消失。有研究结果显示，罗氟司特的吸入剂型具有与口服制剂等同的疗效，而吸入制剂的不良反应似乎更小。

罗氟司特作为一种新型、高度选择性PDE4抑制剂，具有抗炎、改善气道重塑作用，可缓解哮喘症状，减少缓解药物使用，有效改善肺功能，减少哮喘急性发作次数，并延长急性发作时间，罗氟司特具有较好的安全性和耐受性，预计在未来哮喘治疗上具有广阔的应用前景。但仍需进一步开展研究，以证实罗氟司特单用和联合应用的确切疗效，解决临床使用产生的不良事件，并开展新剂型研究，为哮喘的有效控制提供新途径。

（5）哮喘控制程度评估：哮喘控制分级见表6-1。

表6-1　哮喘控制分级

过去4周内出现以下表现	分级
每周≥2次日间症状	完全控制：无任何一项表现
每周≥2次使用缓解性药物	部分控制：有1～2项表现
哮喘引起活动受限	未控制：有3～4项表现
哮喘造成夜醒	

（6）难治性哮喘：临床诊治哮喘过程中经常遇到治疗效果差的情况，需要考虑到以下情况：

① 患者气道真菌感染导致真菌致敏性哮喘。

② 患者哮喘用药依从性差。

③ 患者用药操作不规范尤其是吸入制剂。

④ 患者没有及时脱离过敏原。

⑤ 患者存在糖皮质激素抵抗。

⑥ 患者过敏体质，血IgE水平长时间过高且未用如糖皮质激素、奥马珠单抗等药物控制。

⑦ 需要鉴别合并其他疾病，如变应性支气管肺曲霉病、胃-食管反流病、精神疾病等。

12.疾病健康管理及预后

定期评估哮喘控制水平，定期评估肺功能：哮喘初始治疗3～6个月后应复查肺功能，多数患者应至少每1～2年复查1次，及时评估治疗中出现的问题。多种环境因素包括生物因素和社会因素，都可能导致哮喘发作，应尽量避免过多暴露于这些因素包括过敏原（包括吸入过敏原和摄入过敏原）、空气污染物（特别是环境中的烟草）、微生物和社会心理不良因素、营养不良等。

对患者进行适当健康教育是必需的，讲解哮喘疾病临床知识，进行病情自我监测和管理，指导患者正确使用吸入装置可增加用药依从性。通过合理治疗与管理，绝大多数患者可以控制哮喘症状，避免急性发作。而不规范治疗或依从性差者哮喘反复发作病情逐渐加重，最终导致气道发生不可逆性损害和重构，产生不可逆的持续性气流受限，转变为重症哮喘或哮喘合并慢阻肺，最后可能并发肺源性心脏病、呼吸衰竭等并发症导致预后较差。

二、诊疗思维导图

1.哮喘疾病的诊断见图6-1。

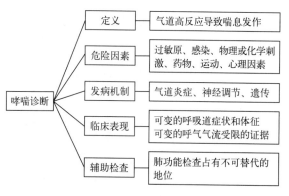

图6-1 疾病诊断

2. 哮喘的分期见图6-2。

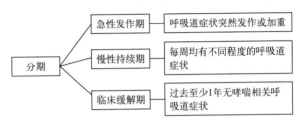

图6-2　疾病分期

3. 哮喘的病情评估见图6-3。

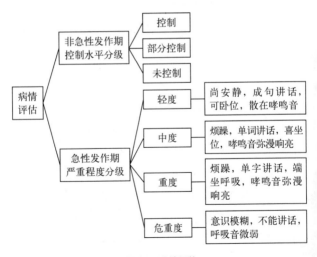

图6-3　病情评估

4. 哮喘的治疗见图6-4。

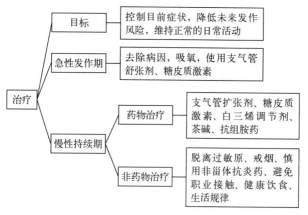

图6-4　疾病治疗

第七章　肺结核

一、疾病诊疗临床要点

1.定义

肺结核是指发生在气管-支气管、肺组织和胸膜的结核。

2.分类

根据病变部位及胸部影像学表现的特点分类：① 原发性肺结核；② 继发性肺结核；③ 气管-支气管结核；④ 结核性胸膜炎；⑤ 血行播散性肺结核。

继发性肺结核：① 浸润性肺结核；② 干酪性肺炎；③ 空洞型肺结核；④ 纤维空洞型肺结核；⑤ 结核球。

3.病因

结核病的病原菌为结核分枝杆菌复合群，包括结核分枝杆菌、牛分枝杆菌、非洲分枝杆菌和田鼠分枝杆菌，其中结核分枝杆菌、牛分枝杆菌、非洲分枝杆菌为引起人类结核病的主要病原菌。人肺结核的致病菌90%为结核分枝杆菌。结核病属于传染病，其传播依赖于传染病流行的三个基本环节：传染源、传播途径、易感染群。

结核病的传染源主要是肺结核痰菌阳性的患者，飞沫传播是肺结核最重要的传播途径，经消化道和皮肤等其他传播途径现已罕见。传染性的大小取决于接触到的结核分枝杆菌的数量和细菌的毒力。结核分枝杆菌主要通过咳嗽、喷嚏、大笑、大声谈话等方式把含菌微粒排到空气中而传播。

结核病危险因素包括：有痰涂片阳性肺结核患者密切接触史；贫困、拥挤、营养不良等社会因素；婴幼儿、老年人、HIV感染患者、糖皮质激素或免疫抑制剂使用、有慢性基础疾病等免疫力低下人群。

4.发病机制与病理表现

结核分枝杆菌随飞沫和气溶胶进入呼吸道，此时是否会发生感染，取决于结核分枝杆菌的数量、毒力和肺泡内巨噬细胞的杀菌能力。在肺泡，结核分枝杆菌和巨噬细胞第一次接触，巨噬细胞将结核分枝杆菌吞噬，但无法彻底杀灭结核分枝杆菌，结核分枝杆菌在巨噬细胞内继续存活增殖。当巨噬细胞无法依靠自身能力杀灭结核分枝杆菌时，会释放细胞因子，募集附近血管中的中性粒细胞首先抵达结核感染灶，开始出现局部免疫反应。结核分枝杆菌继续感染新的吞噬细胞，并逐渐深入肺泡上皮细胞中。随着结核分枝杆菌发生迁延感染，更多中性粒细胞、巨噬细胞等被募集到病灶附近，免疫反应继续进行，最终在结核分枝杆菌周围形成具有分层结构的"结核结节"或"结核肉芽肿"，这些包裹了结核分枝杆菌的小团块也是"结核"命名的由来。这种分层结构中，巨噬细胞处于中心位置，外周是淋巴细胞和纤维条索。

伴随抗原呈递细胞对机体免疫系统的刺激，获得性免疫反应启动，免疫系统抑制结核分枝杆菌繁殖，造成肉芽肿中心缺氧，结核分枝杆菌进入"静止状态"。这种静止状态包括两种：亚临床结核感染、潜伏结核感染。大部分情况下结核分枝杆菌感染人体后会长期保持一种"静止"或"休眠"的状态，虽然持续存活，但在很长时间里，如几年或几十年，细菌与宿主共生共存，这归功于体内免疫机制控制着结核分枝杆菌的增殖与传播。在此期间，感染者处于结核病的"潜伏期"，当人体出现免疫力受损时结核分枝杆菌可再次活动，机体随之出现咳嗽、咯血、低热、盗汗等结核病症状，发展为活动性结核病。结核分枝杆菌不产生内毒素、外毒素。其致病性可能与细菌在组织细胞内大量繁殖引起的炎症反应、代谢物质的毒性以及菌体成分诱导机体产生的免疫损伤有关。

病理特点：结核病的基本病理变化是炎性渗出、增生和干酪样坏死。结核病的病理过程特点是破坏与修复常同时进行，故上述3种病理变化多同时存在，可相互转化，也可以某一种变化为主，这主要取决于结核分枝杆菌的感染菌量、毒力大小以及机体的抵抗力和变态反应状态。

5.临床表现

呼吸系统症状：咳嗽、咳痰2周以上或咯血是肺结核的常见可疑症状。一般咳嗽较轻，以干咳为主或有少许黏液痰。有空洞形成时，痰增多，合并其他细菌感染时，痰可呈脓性。部分患者可有咯血，大多数为少量咯血。病灶累及胸膜时可出现胸痛，胸膜炎性胸痛随呼吸运动和咳嗽加重。呼吸困难多见于病变累及多个肺叶、肺段、中到大量胸腔积液的患者。感染范围广、病程长，导致结核毁损肺的患者，肺功能大幅下降，可出现慢阻肺样呼吸困难。

全身症状：发热是最常见症状，多为午后低热，少数可出现高热。部分患者有倦怠、乏力、盗汗、食欲减退和体重减轻等。育龄期女性月经不调。

体征：肺结核病查体体征与病变部位、范围、疾病分期有关，早期病变范围较小时，可无任何体征。渗出性病变范围较大或干酪样坏死时，可有肺实变体征，如语颤增强、叩诊浊音、听诊闻及支气管呼吸音和细湿啰音。当存在较大的空洞性病变时，可闻及支气管呼吸音。当肺结核病变范围较大导致毁损肺，出现较大范围纤维条索时，可出现气管向患侧移位、患侧胸廓塌陷、叩诊浊音、听诊呼吸音减弱。结核性胸膜炎多数有胸腔积液体征，气管-支气管结核可有局限性干啰音，气管狭窄严重者可出现吸气时三凹征。

6.辅助检查

痰涂片抗酸染色、痰结核分枝杆菌培养、血T淋巴细胞γ-干扰素释放试验（IGRA或T-SPOT检查）、分子生物学检测（结核分枝杆菌及利福平耐药检测Xpert MTB/RIF、结核分枝杆菌DNA检测）、胸水腺苷脱氨酶检测（通常≥40U/L）、结核菌素皮肤试验、血清结核分枝杆菌抗体、胸部CT、支气管镜（肺泡灌洗液病原学）、组织病理等检查。

结核病肺CT表现： 肺结核CT影像学表现为"三多三少"的特点（多灶性、多态性、多钙化性、少肿块性、少结节堆聚性、少增强性）。

为什么肺结核好发于肺上叶的尖后段和下叶的背段？

为什么结核好发于这些部位，目前学术界认为人体直立时肺脏各部分通气/血流比例不同，上叶尖后段和下叶背段的通气多，血流少，血压相对低，血液循环差，巨噬细胞减少，导致局部抵抗力弱，结核分枝杆菌本身是需氧菌，可能由于肺部解剖学上的差异及结核分枝杆菌嗜氧的特性，上叶尖后段和下叶背段为结核分枝杆菌滋生创造了有利条件。

肺结核分枝杆菌DNA检测： 需要注意的是结核分枝杆菌核酸检测结果呈现阳性，并不能区分是急性肺结核分枝杆菌感染还是既往感染后体内遗留的死菌，因此仅凭结核分枝杆菌核酸检测结果不能确诊新发肺结核疾病，需结合患者临床症状及胸部影像学检查结果。

肺结核分枝杆菌抗酸染色检查：所有分枝杆菌属细菌细胞壁含有大量脂质，主要是分枝菌酸，抗酸染色均为阳性，包括结核分枝杆菌复合群、麻风分枝杆菌和非结核分枝杆菌（NTM）三大类，所以以微生物学检查提示抗酸染色阳性并不代表一定是结核分枝杆菌。

PPD试验：在我国由于受到卡介苗接种的影响，在临床结核病诊断中结核菌素皮肤试验阳性的价值低于阴性的价值，即阳性者不一定是结核分枝杆菌感染，而阴性者除去免疫力低下人群的因素，基本是未感染结核分枝杆菌。皮内注射结核分枝杆菌纯蛋白衍生物48～72h后观察皮肤硬结直径。PPD结果判读见表7-1。

表7-1 PPD结果判读

硬结直径	判读结果
5～9mm	阳性（+）
10～19mm	中度阳性（++）
≥20mm或虽然不足20mm但出现局部水疱、坏死、淋巴管炎和双圈反应	强阳性（+++）

γ-干扰素释放试验： 原理是利用结核分枝杆菌表达的抗原刺激受试者外周血中已致敏的 T 细胞产生 IFN-γ，适用于辅助诊断免疫低下人群潜伏肺结核感染或活动性结核病，但并不能区分二者。必须强调的是，确诊结核病必须依赖于结核分枝杆菌的微生物学检测的阳性结果，该检测并非直接检测结核分枝杆菌的存在，其阳性结果也仅仅表明个人对于最近或既往结核分枝杆菌感染存在细胞免疫反应。γ-干扰素释放试验结果不受卡介苗接种和非结核分枝杆菌感染的影响，且适用于免疫力低下的测试者，如 HIV 感染者、重症疾病患者。

7. 诊断标准

具有结核中毒症状（低热、乏力、盗汗、食欲减退、体重减轻等），或伴呼吸道症状（咳嗽、咳痰 2 周以上，或伴咯血、痰中带血），或通过健康体检发现肺部阴影疑似肺结核，应考虑为肺结核可疑者，需进一步完善辅助检查协助诊断。

根据病史、影像学和结核菌检查结果可将肺结核病例分为疑似病例、临床诊断病例以及确诊病例。

（1）疑似病例：符合下列条件之一者为疑似病例。

① 有肺结核可疑症状的5岁以下儿童，同时伴有与痰涂片阳性肺结核患者密切接触史或结核菌素皮肤试验强阳性或γ-干扰素释放试验检查呈阳性。

② 仅胸部影像学检查结果显示有与活动性肺结核相符的病变。

（2）临床诊断病例：符合下列条件之一者为临床诊断病例。

① 痰涂片3次阴性，胸部影像学检查显示有与活动性肺结核相符的病变，且伴有咳嗽、咳痰、咯血等症状。

② 痰涂片3次阴性，胸部影像学检查显示有与活动性肺结核相符的病变，且结核菌素试验（tuberculin skin test，TST）强阳性。

③ 痰涂片3次阴性，胸部影像学检查显示有与活动性肺结核相符的病变，且结核抗体检查阳性。

④ 痰涂片3次阴性，胸部影像学检查显示有与活动性肺结核相符的病变，且肺外组织病理检查证实为结核病变。

⑤ 痰涂片3次阴性的疑似肺结核病例，经诊断性治疗或随访观察可排除其他肺部疾病者。

⑥ 支气管镜检查符合气管-支气管结核改变。

⑦ 单侧或双侧胸腔积液，胸水检查提示渗出液，胸水腺苷脱氨酶（ADA）明显升高，伴有结核菌素皮肤试验阳性或γ-干扰素释放试验阳性。

（3）确诊病例：符合下列条件之一者为确诊病例。

① 痰涂片阳性肺结核，符合下列3项之一者：a. 1份痰或肺泡灌洗液标本直接涂片抗酸杆菌镜检阳性+肺部影像学检查（X线、CT）符合活动性肺结核影像学表现；b. 1份痰或肺泡灌洗液标本直接涂片抗酸杆菌镜检阳性+1份痰或肺泡灌洗液标本结核分枝杆菌培养阳性；c. 2份痰或肺泡灌洗液标本直接涂片抗酸杆菌镜检阳性。

② 仅培养阳性肺结核，同时符合下列2项者：痰涂片阴性；肺部影像学检查符合活动性肺结核影像学表现+1份痰标本结核分枝杆菌培养阳性。

③ 肺部影像学检查符合活动性肺结核影像学表现，痰或肺泡灌洗液分子生物学检测阳性，如结核分枝杆菌及利福平耐药检测阳性。

④ 肺或胸膜病变标本病理学诊断为结核病变者。

8.鉴别诊断

肺结核需要与肺炎、慢性阻塞性肺疾病、支气管扩张症、肺癌、肺脓肿、纵隔和肺门疾病、其他发热性疾病相鉴别。

9.预防

卡介苗（BCG Vaccine，Bacillus Calmette-Guérin，简称BCG）是由减毒牛型结核分枝杆菌悬浮液制成的活菌苗，具有增强巨噬细胞活性，活化T淋巴细胞，增强机体细胞免疫的功能，人接种卡介苗后会产生相应的抗体和记忆免疫细胞（包括记忆T淋巴细胞和记忆B淋巴细胞）。卡介苗是现用疫苗中最古老的一种。

10.治疗

肺结核的治疗包括化学治疗、对症治疗以及手术治疗，化学治疗是核心。

（1）治疗原则：结核病化学治疗的基本原则是早期、规律、全程、适量、联合用药。整个治疗方案分强化期和巩固期两个阶段。化学治疗的主要作用为杀菌和灭菌、防止耐药菌产生、减少结核分枝杆菌的传播。

（2）肺结核的化学治疗

① 预防性治疗：用于受结核分枝杆菌感染且易发病的高危人群，异烟肼＋利福平每日顿服3个月。

② 初治活动性肺结核（含痰涂片阳性和阴性）：通常选用2HRZE/4HR方案，即强化期使用异烟肼（H）、利福平（R）、吡嗪酰胺（Z）、乙胺丁醇（E），1次/d，共2个月；巩固期使用异烟肼、利福平，1次/d，共4个月。若强化期第2个月末痰涂片仍阳性，强化方案可延长1个月，总疗程6个月不变。对血行播散型肺结核或结核性胸膜炎上述疗程可适当延长，强化期为3个月，巩固期6～9个月，总疗程9～12个月。在异烟肼高耐药地区，可选择2HRZE/4HRE方案。

③ 复治活动性肺结核（含痰涂片阳性和阴性）：常用方案为2HRZSE/6HRE，3HRZE/6HR，2HRZSE/1HRZE/5HRE。复治结核应进行药敏试验，对上述方案无效的复治肺结核应考虑耐多药肺结核可能，需按耐药或耐多药肺结核治疗。

④ 耐药结核和耐多药结核：对至少包括异烟肼和利福平在内的2种以上药物产生耐药的结核为耐多药结核（multi-drug resistance tuberculosis，MDR-TB）。WHO根据药物的有效性和安全性将治疗耐药结核病的药物分为A、B、C、D 4组，其中A、B、C组为核心二线药物，D组为非核心的附加药物。A组：氟喹诺酮

类，包括高剂量左氧氟沙星（≥750mg/d）、莫西沙星及加替沙星。B组：二线注射类药物，包括阿米卡星、卷曲霉素、卡那霉素、链霉素。C组：其他二线核心药物，包括乙硫异烟胺（或丙硫异烟胺）、环丝氨酸（或特立齐酮）、利奈唑胺和氯法齐明。D组：可以添加的药物，但不能作为MDR-TB治疗的核心药物，分为3个亚类，D1组包括吡嗪酰胺、乙胺丁醇和高剂量异烟肼；D2组包括贝达喹啉和德拉马尼；D3组包括对氨基水杨酸、亚胺培南西司他丁、美罗培南、阿莫西林克拉维酸、氨硫脲。耐药结核治疗的强化期应包含至少5种有效抗结核药物，包括吡嗪酰胺及4个核心二线抗结核药物：A组1个，B组1个，C组2个。如果以上的选择仍无效，可以加入1种D2组药物，再从D3组选择其他有效药物，从而组成含5种有效抗结核药物的方案。

常用抗结核药物特性：

① 异烟肼对巨噬细胞内外的结核分枝杆菌均有杀菌作用，偶发生药物性肝炎、周围神经炎等不良反应。

② 利福平对巨噬细胞内、外的结核分枝杆菌均有快速杀菌作用，主要不良反应为肝损害和过敏反应。

③ 吡嗪酰胺具有独特的杀菌作用，主要是杀灭巨

噬细胞内酸性环境中的结核分枝杆菌，常见不良反应为高尿酸血症、肝损害、皮疹、食欲不振、关节痛、恶心。

④ 乙胺丁醇属于抑菌剂，主要不良反应为球后神经炎。

⑤ 链霉素对巨噬细胞外碱性环境中的结核分枝杆菌有杀菌作用，不良反应主要为耳毒性、前庭功能损害和肾毒性。

二、诊疗思维导图

1.肺结核的诊断见图7-1。

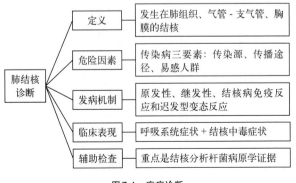

图7-1 疾病诊断

2.肺结核分类见图 7-2。

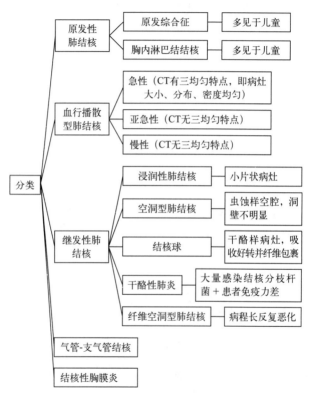

图 7-2 肺结核分类

3.肺结核的治疗见图7-3。

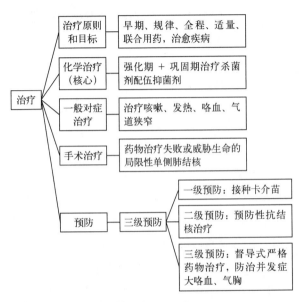

图7-3 疾病治疗

治疗
- 治疗原则和目标：早期、规律、全程、适量、联合用药，治愈疾病
- 化学治疗（核心）：强化期 + 巩固期治疗杀菌剂配伍抑菌剂
- 一般对症治疗：治疗咳嗽、发热、咯血、气道狭窄
- 手术治疗：药物治疗失败或威胁生命的局限性单侧肺结核
- 预防
  - 三级预防
    - 一级预防：接种卡介苗
    - 二级预防：预防性抗结核治疗
    - 三级预防：督导式严格药物治疗，防治并发症大咯血、气胸

第八章　非结核分枝杆菌肺病

一、疾病诊疗要点

非结核分枝杆菌（non-tuberculous Mycobacteria, NTM）系指除结核分枝杆菌复合群（包括结核、牛、非洲、田鼠、山羊、pinnipedii、suricattae和mungi分枝杆菌）和麻风分枝杆菌以外的一大类分枝杆菌的总称。迄今为止，共发现NTM菌种190余种，14个亚种，其中大部分为寄生菌，仅少部分对人体致病，属于机会致病菌，NTM广泛存在于水、土壤、灰尘等自然环境中，人和动物均可感染，最终是否发病取决于宿主因素、药物因素、环境因素三方面的影响（图8-1）。

根据NTM肺部致病可分为主要菌种和次要菌种（表8-1）。

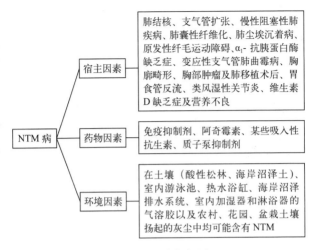

图 8-1 NTM 病危险因素

表 8-1 NTM 肺病菌种分类

分类	致病菌
主要菌种	鸟分枝杆菌复合群（MAC）、脓肿分枝杆菌、堪萨斯分枝杆菌、玛尔摩分枝杆菌和蟾分枝杆菌
次要菌种	龟分枝杆菌、偶发分枝杆菌、嗜血分枝杆菌、瘰疬分枝杆菌、苏尔加分枝杆菌、猿分枝杆菌、亚洲分枝杆菌、戈登分枝杆菌、耻垢分枝杆菌、隐蔽分枝杆菌及施氏分枝杆菌

1. 发病机制

NTM 通过呼吸道、胃肠道、皮肤等途径侵入人体后，其致病过程与结核病相似。

（1）中性粒细胞捕捉并杀灭大部分NTM，剩余NTM在巨噬细胞中成功繁殖。

（2）修饰宿主的免疫反应，效应细胞释放多种细胞因子激活免疫反应使宿主能够控制NTM菌的感染程度，但不能根除细菌，并导致机体免疫损伤。

（3）能够在宿主中相对不活跃地持续存在而保留被激活的潜力。

2.病理变化

NTM与结核分枝杆菌在菌体成分和抗原上多具共同性，但其毒力较结核分枝杆菌弱。NTM病的病理改变与结核病相似，二者很难鉴别，但NTM病的机体组织反应较弱，其病变程度相对较轻，干酪样坏死较少，纤维化常见。NTM肺病分型及病理见图8-2、图8-3。

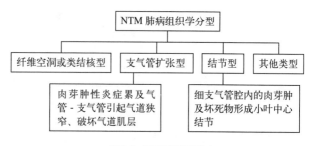

图8-2　NTM肺病分型

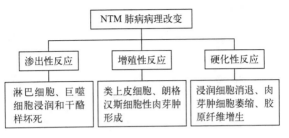

图8-3 NTM肺病病理

3.临床表现

NTM病为全身性疾病，主要侵犯肺组织，包括NTM肺病、NTM淋巴结病、NTM皮肤病、播散性NTM病等。NTM病具有与结核病相似的临床表现，包括全身中毒症状和局部损害，但全身中毒症状较肺结核病轻。

NTM肺病是慢性病，可发生于任何年龄，大多数患者有基础性肺疾病，多数发病缓慢，常表现为慢性肺部疾病的恶化，亦可急性起病。在无菌种鉴定结果的情况下，NTM病可长期被误诊为结核病或支气管扩张症。

4.辅助检查

（1）实验室检查：涂片显微镜检查抗酸染色、分离培养、药敏试验、病原微生物宏基因二代测序、基质辅助激光解析电离化/飞行时间质谱技术。

来自肺内和肺外的标本包括痰液、诱导痰、支气管冲洗液、支气管肺泡灌洗液、器官活检组织、血液、骨髓、分泌物、体液和粪便等标本均可进行NTM检测。

此处需要特别注意的是痰液、诱导痰、支气管冲洗液及支气管肺泡灌洗液等呼吸道标本分离的NTM要排除标本污染或呼吸道定植的可能。容易引起污染的NTM菌种包括戈登分枝杆菌、嗜血分枝杆菌、产黏液分枝杆菌、不产色分枝杆菌及土分枝杆菌等，因此，分离到这些菌种要谨慎分析，综合判断。

（2）影像学表现：NTM肺病的影像学表现多种多样，且缺乏特异性，病变部位以上叶尖段和前段、右肺中叶、左肺舌叶为常见感染部位，多见结节影、斑片及小斑片样实变影、空洞影、支气管扩张影、树芽征、磨玻璃影、线状及纤维条索影、肺气肿、肺体积缩小等，多形态并存，胸膜肥厚粘连、心包受累、纵隔淋巴结肿大少见。影像学改变主要有2种类型：纤维空洞型和结节性支气管扩张型，但两者的表现可相互重叠，NTM肺病多于上叶出现贴近胸膜的多发、薄壁空洞，多发囊性支气管扩张混合小叶中心结节影为非结核分枝杆菌典型影像学表现。

在CT表现上NTM肺病与肺结核鉴别困难，肺结核常好发双肺上叶尖后段、下叶背段，厚壁空洞多见，肺结核更多的表现是胸膜受累和胸腔积液、纵隔淋巴结肿大及肺部钙化灶。

5.诊断

NTM肺病：具有呼吸系统症状和（或）全身性症状，经胸部影像学检查发现空洞性阴影、多灶性支气管扩张以及多发性小结节病变等，已排除其他肺部疾病，在确保标本无外源性污染的前提下，符合以下条件之一者可诊断为NTM肺病。

① 2份分开送检的痰标本NTM培养阳性并鉴定为同一致病菌，和（或）NTM分子生物学检测均为同一致病菌。

② 支气管冲洗液或支气管肺泡灌洗液NTM培养和（或）分子生物学检测1次阳性。

③ 经支气管镜或其他途径肺活检发现非结核分枝杆菌病组织病理学特征性改变（肉芽肿性炎症或抗酸染色阳性），并且NTM培养和（或）分子生物学检测阳性。

④ 经支气管镜或其他途径肺活检发现非结核分枝杆菌病组织病理学特征性改变（肉芽肿性炎症或抗酸

染色阳性），并且1次及以上的痰标本、支气管冲洗液或支气管肺泡灌洗液中NTM培养和（或）分子生物学检测阳性。

6.治疗

需要强调的是，无论NTM肺病、肺外NTM病或播散性NTM病，均需进行NTM菌种鉴定及药敏试验，根据菌种鉴定结果按指南制订用抗生素方案。确诊的NTM病需要进行抗分枝杆菌治疗，尤其是痰抗酸染色阳性和（或）影像学有空洞的NTM肺病。由于NTM的耐药模式因菌种不同而不同，所以治疗前的分枝杆菌菌种鉴定和药敏试验结果十分重要，如大环内酯类和阿米卡星耐药与MAC病和脓肿分枝杆菌病疗效相关，利福平耐药与堪萨斯分枝杆菌病疗效相关。不同NTM病的用药种类和疗程有所不同。不建议对疑似NTM病进行试验性治疗。对NTM肺病患者应谨慎采用外科手术治疗，对于局限于单侧肺部病灶以及可以耐受手术者，经过内科治疗效果不佳可行外科手术治疗，术后继续抗NTM治疗直至痰分枝杆菌培养阴转至少1年后可以停药。

关于NTM病治疗药物，虽然NTM与结核分枝杆菌同为分枝杆菌属，但NTM菌株对大多数一线抗结核药具有高度耐药性，导致NTM病治疗效果差，治疗困难。治疗NTM病包括17种药物但多属超说明书、药典、药物手册等用药，包括克拉霉素、阿奇霉素、乙胺丁醇、阿米卡星、环丙沙星、莫西沙星、利福平、利福布汀、异烟肼、头孢西丁、利奈唑胺、氯法齐明、替加环素、亚胺培南/西司他丁、多西环素、米诺环素和复方磺胺甲噁唑。

根据NTM菌种鉴定结果选择治疗方案：

① 鸟分枝杆菌复合群：大环内酯类、利福霉素类、喹诺酮类及氨基糖苷类等，尤其是大环内酯类疗效较确切。

② 堪萨斯分枝杆菌：绝大多数堪萨斯分枝杆菌对利福平、利福布汀、大环内酯类药物、莫西沙星和利奈唑胺等敏感，对异烟肼、乙胺丁醇、环丙沙星和阿米卡星中度敏感。堪萨斯分枝杆菌病药物临床疗效及预后较好。

③ 蟾分枝杆菌：对利福布汀、大环内酯类药物、莫西沙星和利奈唑胺等敏感，对异烟肼、利福平、乙胺丁醇、环丙沙星中度敏感；蟾分枝杆菌病经规范治疗可取得良好的效果。

④ 瘰疬分枝杆菌：药敏试验结果显示瘰疬分枝杆菌是NTM中耐药性较高的菌种之一，仅对氯法齐明敏感，对利福平耐药；克拉霉素、环丙沙星、乙胺丁醇对其有一定的抗菌活性。

⑤ 脓肿分枝杆菌复合群：克拉霉素、阿奇霉素、阿米卡星、亚胺培南/西司他丁、头孢西丁和替加环素对脓肿分枝杆菌复合群具有较强的抗菌活性，利奈唑胺、米诺环素和利福布汀对其有一定的抗菌作用，环丙沙星和莫西沙星的抗菌活性较弱；而其对异烟肼、利福平和乙胺丁醇天然耐药，大多对复方磺胺甲噁唑和氯法齐明耐药。

⑥ 龟分枝杆菌病：龟分枝杆菌分离株对克拉霉素、阿奇霉素、阿米卡星、利奈唑胺、亚胺培南/西司他丁和替加环素敏感；环丙沙星、莫西沙星和氯法齐明对其抗菌活性较弱。龟分枝杆菌对异烟肼、利福平和头孢西丁天然耐药；大多数菌株对多西环素、米诺环素和复方磺胺甲噁唑耐药。

⑦ 偶发分枝杆菌病：对克拉霉素、阿米卡星、环丙沙星、亚胺培南/西司他丁、替加环素、米诺环素和复方磺胺甲噁唑敏感，对异烟肼、利福平、乙胺丁醇、头孢西丁和氯法齐明耐药；莫西沙星、利福布汀、利

奈唑胺和多西环素对其有一定的抗菌活性，阿奇霉素对其抗菌活性较弱。

治疗监测： 需要对所有纳入NTM病治疗的患者积极开展药物安全性监测和管理，及时发现、处理抗NTM药物的不良反应。每个月查血常规、尿常规、肝肾功能、血电解质；阿米卡星治疗（听力检查）；乙胺丁醇、利奈唑胺（视野和色觉检查）；环丙沙星、莫西沙星、氯法齐明、克拉霉素及阿奇霉素（心电图）。每2个月查痰抗酸菌涂片、分枝杆菌培养和影像学检查等。

最后特别需要注意的是，大多数NTM容易耐药，临床治疗效果多不确切，治疗费用高，治疗时间长，且长期治疗容易出现药物不良反应，临床医师应权衡利弊再考虑是否有治疗价值。对于痰抗酸染色阳性、宏基因检测阳性、影像学有空洞的NTM肺病确诊患者，建议抗NTM治疗。

NTM病治疗方案的最终制订需要考虑以下因素：① 区分定植与感染；② 区分肺内与肺外感染；③ 区分轻症与重症感染；④ 评估细菌耐药性；⑤ 分阶段治疗，包括初始与延续治疗阶段；⑥ 确立抗菌方案，包括药物组成与用法用量；⑦ 区分儿童与成人感染；⑧ 区分HIV与非HIV感染；⑨ 内科与外科治疗相结合。

二、诊疗思维导图

NTM病与肺结核病的鉴别见图8-4。

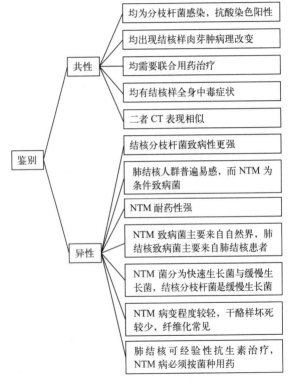

图8-4　NTM病与肺结核病鉴别

共性
- 均为分枝杆菌感染，抗酸染色阳性
- 均出现结核样肉芽肿病理改变
- 均需要联合用药治疗
- 均有结核样全身中毒症状
- 二者CT表现相似

异性
- 结核分枝杆菌致病性更强
- 肺结核人群普遍易感，而NTM为条件致病菌
- NTM耐药性强
- NTM致病菌主要来自自然界，肺结核致病菌主要来自肺结核患者
- NTM菌分为快速生长菌与缓慢生长菌，结核分枝杆菌是缓慢生长菌
- NTM病变程度较轻，干酪样坏死较少，纤维化常见
- 肺结核可经验性抗生素治疗，NTM病必须按菌种用药

第九章　成人社区获得性肺炎

一、疾病诊疗要点

1.定义

成人社区获得性肺炎（community acquired pneumonia, CAP）指在医院外罹患的肺实质炎症，包括具有明确潜伏期的病原体在院外感染人体，当患者住院后，于该病原体潜伏期内发病的肺炎。

2.肺炎分类

（1）依据病理类型分类：大叶性肺炎、小叶性肺炎、间质性肺炎。

（2）依据感染病原体类型分类：细菌性肺炎、支原体肺炎、衣原体肺炎、病毒性肺炎、肺真菌病。

（3）按肺炎获得场所分类：社区获得性肺炎、医院获得性肺炎。

3.病因

目前国内多项成人CAP流行病学调查结果显示，

肺炎支原体和肺炎链球菌是我国成人CAP的重要致病原，其他常见病原体包括流感嗜血杆菌、肺炎衣原体、肺炎克雷伯菌及金黄色葡萄球菌，而铜绿假单胞菌和鲍曼不动杆菌少见。对于特殊人群如高龄或存在基础疾病的患者（充血性心力衰竭、心脑血管疾病、慢性呼吸系统疾病、肾功能衰竭、糖尿病等），肺炎克雷伯菌及大肠埃希菌等革兰阴性菌更加常见。我国成人CAP患者中病毒检出率为15.0%～34.9%，流感病毒占首位，其他病毒包括副流感病毒、鼻病毒、腺病毒、人偏肺病毒及呼吸道合胞病毒等。病毒检测阳性患者中，5.8%～65.7%可合并细菌或非典型病原体感染。

4.发病机制

宿主免疫防御功能缺陷、肺内微生态失衡、微生物毒性较强或者微生物负荷量较大会引起肺炎。免疫功能受损（如HIV感染、高龄）或防御机制出现功能障碍（吸烟或被动吸烟、基础性肺病、误吸）会大大提高人群呼吸道感染的易感性。此时病原体入侵肺实质并在肺实质中过度生长超出宿主的防御能力导致肺泡腔内出现渗出物而致病。

病原体可以通过下列途径导致肺炎：

① 口咽分泌物误吸到气管内是病原体通过气管进入下呼吸道的主要途径。

② 气溶胶吸入是年轻健康患者患病毒性肺炎和非典型肺炎的常见途径。

③ 各种原因（如免疫力降低）引发肺内微生物群落之间发生微生态失衡，致病菌过度增殖可导致肺部急性炎症。

④ 肺外感染部位的血源性传播（如右心感染性心内膜炎、肝脓肿等）也可引起肺炎。

⑤ 极少情况下附近感染病灶也可直接蔓延导致肺炎。

随着新一代高通量DNA测序技术发展，证实健康人群下呼吸道中存在微生物族群，但上呼吸道菌群的菌属丰度远高于下呼吸道，且菌群分布的种类也是不同的，健康人群上、下呼吸道微生物组存在高度同源性，仅仅在数量上有差异，称之为"地貌连续性"，下呼吸道菌群数量减少的原因可能是黏膜纤毛规律性摆动，利用黏液毯功能将大多数微生物及有害颗粒及时排出气道。微生物族群对人体免疫系统的构成和完整性的维护起重要作用，如果有害因素影响人体自身免疫系统，某种微生物发展成为优势族群，可打破肺内微生物族群之间的平衡，甚至伴随肺内定植细菌的激活，产生炎症反应，而导致肺炎。

5.临床表现

症状：CAP大多呈急性病程，可因病原体、宿主免疫状态、并发症、年龄等不同而有差异。常见咳嗽、伴或不伴有咳痰、发热（常为稽留热或弛张热），可伴有寒战或畏寒。部分危重患者表现为低体温。其他特异症状包括头痛、乏力、全身不适、肌肉酸痛、食欲差、腹泻、呕吐等。当出现感染性休克及肺外脏器受累的表现时提示病情危重。

某些特殊病原体感染除呼吸道症状、发热外，全身多脏器受累的情况较为突出，例如当肺炎患者伴有显著的精神神经症状（头痛、谵妄、嗜睡、昏睡、昏迷等）、多脏器功能损害、腹泻、低钠血症、低磷血症时，应警惕军团菌肺炎可能。需警惕高龄CAP患者往往缺乏肺炎的典型临床表现，可无咳嗽、发热，而表现为精神不振、乏力、神志改变、食欲下降、活动能力减退等。

◆ 知识补充 ◆

由于老年人或免疫力低下者及危重患者自身细胞免疫和体液免疫功能下降或下丘脑体温中枢调节功能低下，导致机体不能对致热原产生有效应答反应，因此肺炎出现明显发热多见于青年人免疫力正常者，肺炎无明显发热甚至体温偏低多见于老年人、免疫力低下者、危重患者。

体征：发热患者常呈急性面容，重症患者合并呼吸衰竭时可有呼吸窘迫、发绀，合并感染性休克时可有低血压、四肢末梢湿冷。胸部查体体征随病变范围、肺组织实变程度、是否合并胸腔积液等情况而异。肺炎范围局限或无明显实变时可无肺部阳性体征，有明显实变时病变部位可出现语颤增强。听诊可闻及支气管呼吸音和干、湿啰音，合并中等量以上胸腔积液时可出现叩诊浊音或实音、语颤减弱、呼吸音减弱或消失等体征。老年人注意心脏查体,注意心律,心动过速比较常见。军团菌肺炎可出现相对缓脉。

6. 辅助检查

(1)血常规:细菌感染患者常表现为外周血白细胞总数、中性粒细胞比例增加,部分患者白细胞减少。细菌感染时反而出现显著的外周血白细胞减少是病情危重、预后不良的征象。鉴于病原体微生物学特点,支原体和衣原体介于病毒与细菌之间,支原体、衣原体所导致的肺炎,血白细胞很少升高。

(2)血清炎症标志物:C反应蛋白(CRP)、降钙素原(PCT)、中性粒细胞载脂蛋白、铁蛋白、血清淀粉样蛋白A等。CRP是一种机体对感染或非感染性炎症刺激产生应答的急性期蛋白,是细菌性感染较敏感的指标。PCT升高多提示与细菌感染有关,尤其是革兰阴性菌。

◆ 知识补充 ◆

关于降钙素原的临床应用

降钙素是一种由甲状腺滤泡旁细胞合成并参与钙稳态调节的激素,降钙素原来源于内肽酶切割的前降钙素原。当出现细菌感染时宿主炎症应答反应产生的促炎因子可诱导甲状腺以外的组织（如肝脏、肺、肠道等）合成降钙素原，由于这些组织细胞中缺乏分泌颗粒和转化酶，降钙素原未经处理即以原型释放入血，从而导致血清降钙素原浓度显著升高。病毒感染时，机体释放的γ-干扰素可抑制降钙素原的产生，因此，降钙素原是细菌感染较为特异的炎症标志物。健康人血浆降钙素原浓度低于0.05μg/L，而细菌感染可快速诱导降钙素原产生，细菌感染后2～6h降钙素原即可升高，12h可达峰值，而CRP在8～12h后才缓慢升高。当血清PCT≥0.25μg/L，提示细菌感染的可能性高，PCT≥0.5μg/L时有助于诊断脓毒症，高水平PCT（尤其>10μg/L时）提示革兰阴性菌感染可能性更高。

PCT在血浆中存在时间短，半衰期为22～26h，在抗感染治疗过程中需要每48～72h动态检测血清PCT水平，重症患者需要每24h检测PCT。对于非重症下呼吸道感染的患者当PCT下降至0.25μg/L或峰值浓度80%以下时，ICU重症感染患者当PCT下降至0.5μg/L或峰值浓度80%以下时，则需要结合患者临床情况评估是否停用抗生素。

需要注意的是其他一些非感染性疾病也会导致降钙

素原升高，如肾功能衰竭、系统性疾病（成人Still病、中暑、噬血细胞综合征、川崎病、药物超敏综合征、高IgD综合征）、特定状态的急性期（多发伤、大手术、严重烧伤早期、急性胰腺炎、亚急性甲状腺炎）、肿瘤（小细胞肺癌、类癌、肝多发转移癌、甲状腺髓样癌、唑来膦酸注射后）、移植（移植物抗宿主病、器官移植后抗CD3治疗）。

（3）氧合评估和动脉血气分析：对老年有基础疾病特别是慢性心肺疾病的肺炎患者，出现呼吸困难时需要进行外周血氧饱和度检查（指脉氧饱和度检测），必要时查动脉血气分析，以了解机体氧合功能、酸碱平衡状态。

（4）生化检查：肝肾功能状态是使用抗感染药物的基本考虑因素。低钠、低磷是军团菌肺炎诊断的重要参考，可能与军团菌分泌物刺激机体产生过多的抗利尿激素有关。

（5）胸部影像学检查：CT检查是诊断肺炎、评估病情、推测可能致病原、评估疗效的重要依据。

7. 诊断标准

（1）普通社区获得性肺炎的诊断标准：符合以下

①、③及②中任何1项，并除外肺结核、肺部肿瘤、非感染性肺间质性疾病、肺水肿、肺不张、肺栓塞、肺嗜酸性粒细胞浸润症及肺血管炎等后，可建立临床诊断。

① 社区发病。

② 肺炎相关临床表现

a.新近出现的咳嗽、咳痰或原有呼吸道疾病症状加重，伴或不伴脓痰、胸痛、呼吸困难、咯血。

b.发热。

c.肺实变体征和/或闻及湿啰音。

d.外周血白细胞计数 $> 10 \times 10^9$/L 伴或不伴中性粒细胞核左移。

③ 胸部影像学检查显示新出现的斑片状浸润影、叶或段实变影、磨玻璃影或间质性改变，伴或不伴胸腔积液。

（2）重症肺炎的诊断标准：符合下列1项主要标准或≥3项次要标准者可诊断重症社区获得性肺炎。

① 主要标准

a.需要气管插管行机械通气治疗。

b.脓毒症休克经积极液体复苏后仍需要血管活性药物治疗。

② 次要标准

a.呼吸频率≥30次/min。

b.氧合指数≤250。

c.多肺叶浸润。

d.意识障碍和/或定向力障碍。

e.收缩压＜90mmHg，需要积极的液体复苏。

f.血尿素氮≥7.14mmol/L（20mg/dL）。

（3）脓毒症的定义与诊断标准：脓毒症是感染引起的宿主炎症反应失调，导致出现危及生命的器官功能损害的症候群，是一种高病死率的临床综合征。感染+SOFA评分≥2分符合脓毒症的诊断标准。SOFA评分标准见表9-1。

8.鉴别诊断

需要与急性气管支气管炎、肺结核、肺癌、肺血栓栓塞症等鉴别。

9.治疗

关于肺炎治疗方案的初步制定，需要基于病情严重程度评估，可借鉴CURB-65评分系统（图9-1）进行病情评估。

表 9-1 SOFA评分标准

系统	0分	1分	2分	3分	4分
氧合指数	≥400	<400	<300	<200+机械通气	<100+机械通气
血小板/(10^3/μL)	≥150	<150	<100	<50	<20
胆红素/(μmol/L)	<20	20~32	33~101	102~204	>204
平均动脉压/mmHg	MAP ≥70	MAP <70	多巴胺 5μg/(kg·min) 或多巴酚丁胺任何剂量	多巴胺 (5.1~15μg)/(kg·min) 或肾上腺素 ≤0.1 或去甲肾上腺素 >0.1μg/(kg·min)	多巴胺 >15μg/(kg·min) 或肾上腺素 ≤0.1 或去甲肾上腺素 >0.1μg/(kg·min)
格拉斯哥昏迷量表评分	15	13~14	10~12	6~9	<6
肌酐/(μmol/L)	<110	110~170	171~299	300~440	>440
尿量/(mL/d)	—	—	—	<500	<200

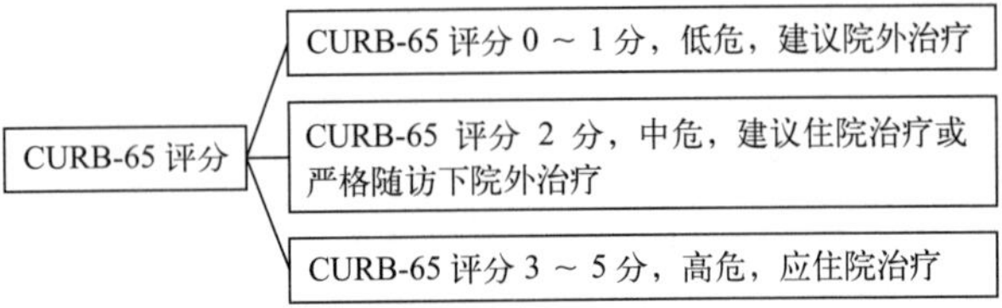

图9-1　病情评估

（1）抗感染治疗：在使用抗生素前应留取痰标本做细菌培养及药敏试验。初始抗生素经验性治疗时宜选用广谱抗生素尤其应覆盖社区常见非典型病原菌，在使用抗生素48～72h后评估患者临床转归情况，如发热是否逐渐控制，感染指标是否呈现下降趋势。后期则需要参考痰培养结果及患者临床表现评估抗生素选用是否恰当，定期复查血炎症指标，如血常规、CRP、降钙素原，定期复查肺纵隔CT。

◆ 知识补充 ◆

病原体的耐药性。根据《成人社区获得性肺炎基层诊疗指南》介绍，我国目前肺炎链球菌对大环内酯类抗生素耐药率较高，约70%，肺炎支原体对红霉素、阿奇霉素等抗生素耐药率也较高，约60%，所以大环内酯类抗生素不作为临床治疗成人支原体肺炎、肺炎链球菌肺炎首选。目前疑似存在非典型病原体（支原体、衣原体、军团菌）感染成人首选多西环素、米诺环素或呼吸喹诺酮类（左氧氟沙星、莫西沙星），在支原体耐药率较低地区、未成年患者、患者使用其他抗生素有明显药物不良反应时，可考虑使用大环内酯类。

抗生素的选择。医院获得性肺炎或呼吸机相关性肺炎的常见病原菌不同于普通社区获得性肺炎，其病原菌毒力较强，多来自患者周围环境包括病房环境及医疗器材的使用，尤其是进行气管插管、气管切开连接有创呼吸机进行机械通气患者。此类致病菌大多产酶，对抗生素具有耐药性，故在选用抗生素时需要参考呼吸道分泌物培养及药敏试验结果，单用加酶抑制剂的抗生素（如头孢哌酮舒巴坦、哌拉西林他唑巴坦）或联合应用抗生素治疗。

抗生素升阶梯。初始抗生素治疗效果差，需要进行升阶梯治疗，升阶梯策略包括：① 由窄谱抗生素治疗转向广谱抗生素治疗；② 由单药治疗转向联合治疗；③ 同类抗生素的选择由低级转向高级；④ 由口服用药转向静脉用药。

抗生素降阶梯。抗生素降阶梯治疗是2001年3月在比利时举行的第21届急诊医学及加强监护国际会议上提出来的一种抗生素治疗策略。系指初始经验性应用广谱抗菌药物或通过联合用药，以达到尽可能覆盖所有可能导致感染的致病菌的目的，然后根据细菌培养结果和临床疗效评价，策略性地换用针对性强、抗菌谱窄、病原菌敏感、不良反应性小的抗菌药物或者由联合用药改为单用的治疗方法以达到目标性治疗的目的，从而减少耐药菌发生的可能，优化治疗的成本效益比。降阶梯主要包括：① 由广谱抗菌治疗转向窄谱目标治疗，采用更有针对性的药物；② 同类抗生素由高级转向低级；③ 从联合治疗转向单药治疗；④ 由静脉用药转向口服用药。静脉用药不涉及生物利用度的问题，而从静脉改为口服时，需要兼顾患者消化道功能。

（2）一般对症支持治疗：包括氧疗、镇咳、祛痰、退热、补液等治疗。祛痰治疗可供选择的治疗方案包括口服药物祛痰、雾化药物祛痰、静脉滴注药物治疗。对于吸氧治疗轻症肺炎伴有呼吸困难患者可选用单纯鼻导管氧疗。对于存在Ⅰ型呼吸衰竭的患者在鼻导管氧疗的基础上可以选择面罩较高流量吸氧（＞5L/min），甚至选用经鼻高流量湿化氧疗。

经鼻高流量湿化氧疗（HFNC）是一种新的呼吸支持技术，近年来在临床上得到广泛应用。该治疗设备主要包括空氧混合装置、湿化治疗仪、高流量鼻塞以及连接呼吸管路，主要作用是给患者提供相对恒定的吸氧浓度（21%～100%）、温度（31～37℃）和湿度的高流量（8～80L/min）气体，并通过鼻塞进行氧疗，具有很好的舒适性，能改善患者的换气和部分通气功能，对单纯低氧性呼吸衰竭（Ⅰ型呼吸衰竭）患者具有积极的治疗作用，对部分轻度低氧血症合并高碳酸血症（Ⅱ型呼吸衰竭）患者可能也具有一定的治疗作用，但尚需要大样本的临床研究证实。

经鼻高流量湿化氧疗相比于传统氧疗具有以下优势：

① 提供可准确调节浓度（21%～100%）的加压氧气。

② 产生生理死腔冲刷效应：HFNC通过为患者提供恒定的、可调节的高流速空氧混合气体，冲刷患者呼气末残留在鼻腔、口腔及咽部的解剖无效腔的气体，可明显减少患者下一次吸气时吸入的CO_2的含量。

③ 降低患者上呼吸道阻力和呼吸功：鼻咽腔通过提供较大的表面积对吸入气体进行湿化和温化，但同时吸入气体之间的摩擦会对气流产生明显的阻力。HFNC可以提供满足患者吸气流速需求、恒温恒湿的高流量气体，患者在吸气时不需要用力吸气也不需要对吸入气体进行加温加湿，这样不仅降低吸气阻力，同时避免患者对吸入气体进行温化湿化所需的能量消耗，减少患者的呼吸做功。而且与常规氧疗输出的低流量氧气方式相比，HFNC能提供符合或超过患者所需的吸气峰流速，减少了吸气时空气的稀释作用，使得吸入氧气的浓度不会受到患者的呼吸频率、吸气流速、呼吸形态等因素的影响，为患者提供精确稳定的吸氧浓度，有利于改善患者氧合。患者低氧状态得到改善，呼吸更舒适，自主用力呼吸减弱，加之呼气末正压（PEEP）作用，呼吸功会随之降低。

④ 维持呼吸道黏液-纤毛清除系统的廓清功能：HFNC主要是提供相对精确的恒温和恒湿的高流量氧气，因而能够更符合人体生理情况下呼吸道的气体温度及湿度，降低医用干冷气体对上下呼吸道黏液-纤毛系统功能和黏膜的影响。与普通氧疗相比，使用HFNC可以明显降低患者鼻、口、咽喉的干燥评分，有助于稀释痰液和排痰，修复和维持人呼吸道上皮细胞和纤

毛的结构和功能，提高患者的舒适度，降低下呼吸道感染的发生概率。

⑤ 呼气末正压（PEEP）效应：HFNC通过输送高流速气体的方式，可以维持一定水平的PEEP，维持肺泡开放，有利于呼气末肺泡复张和气血交换。HFNC通过高流量产生的PEEP作用促进肺复张。有研究结果显示，HFNC流量每增加10L/min，患者咽腔PEEP就增加$0.5 \sim 1cmH_2O$。

经鼻高流量湿化氧疗的适应证包括：

① Ⅰ型呼吸衰竭，如重症肺炎、急性呼吸窘迫综合征等疾病。

② 有创机械通气撤机过渡状态。

③ 外科术后机械通气脱机过程。

④ 部分轻度Ⅱ型呼吸衰竭患者（使用过程中需要严密监测血气分析）。

（3）治疗感染性休克：治疗脓毒症休克，在积极补液治疗的同时，必要时可短程使用糖皮质激素、血管活性药物。

◆ 知识补充 ◆

休克定义：休克是机体受到各种有害因子侵袭时所产生的以低血压和血流动力学紊乱为主要表现，以微循环灌注不足和器官功能障碍为特征的临床综合征。

按病因分类： 脓毒症休克、低血容量性休克、心源性休克、神经源性休克。

休克的诊断标准：

① 有诱发休克的原因。

② 有意识障碍。

③ 脉搏细速，超过100次/min或不能触知。

④ 四肢湿冷，胸骨部位皮肤指压阳性（压迫后再充盈时间超过2s），皮肤有花纹，黏膜苍白或发绀，尿量少于30mL/h或尿闭。

⑤ 收缩压小于90mmHg。

⑥ 平均动脉压小于70mmHg。

⑦ 原有高血压者，收缩压较原水平下降30%以上。

凡符合上述第①项以及第②③④项中的两项和第⑤⑥⑦项中的一项者，可诊断为休克。

10.疾病健康管理

（1）治疗后应复查胸部影像学，注意心肺并发症及其他并存疾病的治疗。

（2）戒烟、避免酗酒、保证充足营养、保持口腔健康，有助于预防肺炎的发生。保持良好卫生习惯，有咳嗽、喷嚏等呼吸道症状时戴口罩或用纸巾、衣物遮挡口鼻，有助于减少通过气溶胶或飞沫导致的呼吸道感染病原体播散传染。

（3）预防接种肺炎链球菌疫苗可减少特定人群尤其是患有基础性肺疾病或免疫力低下患者罹患肺炎的风险。

二、诊疗思维导图

1. CAP 的诊断见图 9-2。

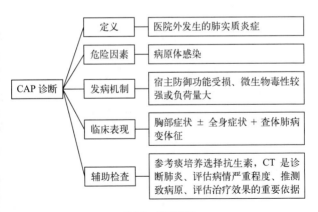

图9-2　疾病诊断

2. CAP致病原种类及治疗策略见图9-3。

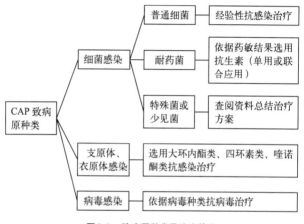

图9-3　致病原种类及治疗策略

3. CAP病情评估见图9-4。

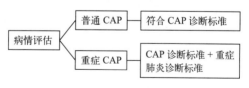

图9-4　病情评估

4. CAP 的治疗见图 9-5。

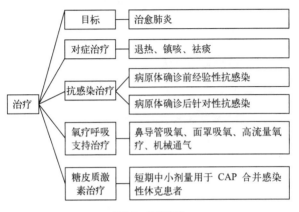

图 9-5 疾病治疗

第十章 支气管肺念珠菌病

一、疾病诊疗要点

1.定义

支气管肺发生念珠菌感染。

2.分类

支气管肺念珠菌病包括气管支气管炎、肺炎两种类型。

3.病因

该病的致病菌为念珠菌，广泛存在于自然界，为机会致病真菌。临床上以白念珠菌（Candida albicans）致病最为常见，白念珠菌占65%～70%；非白念珠菌致病菌种多达16种以上，其中以热带念珠菌（Candida tropicalis）、光滑念珠菌（Candida glabrata）、近平滑念珠菌（Candida parapsilosis）和克柔念珠菌（Candida ckrusei）较为常见。

4.发病机制

念珠菌是人体正常菌群之一，在健康人群痰液中有

$20\% \sim 55\%$ 的分离率，属于呼吸道正常定植菌，念珠菌繁殖增加并致病好发于免疫功能低下患者。随着肿瘤化疗、器官移植以及糖皮质激素、免疫抑制剂及广谱抗菌药物的广泛应用等导致免疫力低下的危险因素增多，侵袭性念珠菌病（invasive candidiasis）发病率呈明显上升趋势。

5.临床表现

症状：临床可表现为呼吸道局部症状，如咳嗽、咳痰，白痰常呈拉丝状，肺炎病情较重者出现呼吸困难、畏寒、发热等毒血症症状。

体征：发热患者常呈急性面容，胸部体征随病变范围、实变程度、是否合并胸腔积液等情况而异。病变范围局限或无明显实变时可无肺部阳性体征，有明显实变时病变部位可出现语颤增强。叩诊浊音提示实变、胸腔积液。听诊可闻及支气管呼吸音和干、湿啰音，合并中等量以上胸腔积液时可出现叩诊浊音或实音、语颤减弱、呼吸音减弱或消失等体征。重症肺炎患者合并呼吸衰竭时可有呼吸窘迫、发绀，合并感染性休克时可有意识障碍、低血压、脉速、四肢末梢湿冷、花斑、尿少。

6.辅助检查

（1）真菌涂片、培养与鉴定：由于念珠菌为人体开放腔道如口腔或胃肠道的定植菌，因此从痰或粪便标本中分离培养出念珠菌不能作为确诊依据。而来源于无菌体液标本如血液、脑脊液、腹水、胸腔积液、关节腔积液等培养阳性，或活检组织标本培养阳性且伴有组织侵袭证据，可作为侵袭性念珠菌病诊断的金标准。对于非无菌标本，同一部位多次培养阳性或多个部位同时分离出同一种念珠菌，提示有侵袭性念珠菌病的可能。对所有疑诊侵袭性念珠菌病的患者均应做血液真菌培养，以提高培养阳性率。

（2）念珠菌体外药敏试验：可以协助处理难治性念珠菌病，特别是应用抗真菌药物常规剂量治疗失败或效性不确定时，可以建立抗真菌药物对当地医疗机构内分离出的致病菌的抗菌谱。

（3）血清学检测方法：目前国内外应用最广泛的是血清真菌特异性细胞壁成分 $(1, 3)$-β-D-葡聚糖检测，简称真菌 G 试验。真菌进入人体后，会在较短的时间内释放出 $(1, 3)$-β-D-葡聚糖，因此，在感染早期就可能呈现阳性结果。而培养则需要增殖过程，因此在感染的高峰期培养阳性率高。有文献报道血浆 $(1, 3)$-β-D-葡聚糖在侵袭性真菌感染症状出现前 5 天就可呈检出。感染早期即可呈阳性，该方法主要用于检测空腹血清，也用于检测支气管肺泡灌洗液、脑脊液标本。但真菌G试验不是念珠菌病的特异性诊断方法，曲霉、肺孢子菌等真菌感染也可为阳性，其他含有葡聚糖因素（如血液滤过、腹膜透析、手术纱布），溶血、黄疸，使用丙种球蛋白，甚至某些细菌感染也会导致其假阳性。同样也存在假阴性，尤其是近平滑念珠菌病的假阴性率较高。真菌G试验的特异性随着检测结果数值的升高而升高，动态监测真菌G试验对于疗效判断也有重要意义。建议对高危患者每周2次动态监测以提高其特异性，并结合临床表现及其他微生物学检查结果综合判断。鉴于真菌G试验结果的不确定性问题，念珠菌甘露聚糖抗原/抗体检测用于临床有望提高诊断的精准性。

（4）分子生物学检测方法：对特定DNA片段进行测序是菌种鉴定的金标准，同时还可以发现少见菌和新菌种。目前已在临床开展的检测方法主要为病原体宏基因组学检测（metagenomic next generation sequencing，mNGS），该技术不需要培养即可直接检测临床标本，如支气管肺泡灌洗液、痰液、血液、胸腔积液（胸水）。尤其是对一些病因不明的感染或已使用抗感染药物治疗后，仍有一定检测阳性率，为疑难、少见感染病的病原学诊断提供依据，然其结果解释和诊断价值评估需结合临床谨慎进行。

（5）组织病理检查：感染病灶的组织穿刺、活检对于一些疑难病例的诊断非常重要，如肺组织、肝组织、骨组织、脑组织等。标本应分别送病原学检查（新鲜组织标本送临床微生物室行病原学培养、mNGS检测）和病理学检查（送病理科常规HE染色和过碘酸希夫、六胺银染色）。若组织病理切片中查见念珠菌芽孢和假菌丝或真菌丝，且有组织侵袭证据即可确诊侵袭性念珠菌病，若活检组织真菌培养阳性则对病原学诊断和药敏试验意义重大。

7.诊断标准

（1）对于普通痰液镜检念珠菌阳性的患者需要区分是念珠菌定植还是念珠菌感染，念珠菌单纯定植可发生于正常人群，一般不需特殊治疗，但对于免疫力受损患者多次痰液镜检念珠菌阳性并存在顽固呼吸道症状如顽固咳嗽时，针对此类念珠菌定植情况则需要给予一定程度抗真菌治疗。

（2）对于侵袭性念珠菌病的高危患者，原有肺部细菌感染经恰当抗菌药物治疗无效、下呼吸道标本多次念珠菌培养或直接镜检阳性，应考虑念珠菌气管-支气管炎或肺炎可能，支气管镜检查和气道分泌物或支气管肺泡灌洗液真菌G试验阳性，对诊断有一定的参考价值，组织病理检查则有助于确诊。

◆ 知识补充 ◆

真菌感染分级诊断：

① 拟诊（possible）：具有宿主免疫力受损危险因素+临床表现。

② 临床诊断（probable）：具有宿主免疫力受损危险因素+临床表现+微生物学非确诊性检查结果阳性，如G试验阳性、GM试验阳性、真菌抗体阳性。

③ 确诊（proven）：需要具备真菌微生物感染确诊性检查结果，如无菌体液或组织标本真菌培养为念珠菌和/或组织病理见侵袭性念珠菌病特征性改变。

8.治疗

皮肤黏膜念珠菌病可局部用药，全身用药则适用于局部用药无效以及侵袭性念珠菌病。由于念珠菌菌种和药敏试验结果各异，治疗药物选择和预后也有所不同，因此菌种的鉴定和药敏试验十分重要。

需根据病情选择治疗方案：

（1）轻症者根据药敏试验结果可选用三唑类如氟

康唑、伊曲康唑或伏立康唑治疗。

（2）重症念珠菌下呼吸道感染推荐棘白菌素类药物治疗。

（3）血行播散性念珠菌肺炎治疗，参照急性播散性念珠菌病治疗方案。不论急性还是慢性播散性念珠菌病，均推荐初始治疗和维持治疗两个阶段。急性期初始治疗首选棘白菌素类药物单用或联合氟胞嘧啶，亦可选择两性霉素B或其脂质体。恢复期维持治疗多选用氟康唑或伏立康唑。总之初始治疗数周病情稳定后，推荐长期口服三唑类，但抗真菌治疗必须持续以防止复发。伏立康唑作为备选药物，主要用于治疗对氟康唑天然耐药的克柔念珠菌病。

（4）对于肺脓肿或胸腔积液培养出念珠菌等特殊临床类型念珠菌病，参照念珠菌菌血症治疗方案。治疗分为初始治疗和后续维持治疗，初始治疗多以静脉抗菌药为主，病情控制后需要根据药敏试验结果进行降阶梯治疗，改为口服药物维持治疗，具体疗程需要结合患者临床疾病转归情况而定，一般初始静脉抗菌药治疗要求大于等于10天。在获得药敏试验结果前，首选棘白菌素类抗真菌药物，对于病情相对较轻、无唑类抗真菌药物暴露史，且对其耐药可能性较小的患者，可选用氟康唑。伏立康唑适用于粒细胞缺乏并需要额外覆盖曲霉感染者。获得菌种鉴定和药敏试验结果后，应根据药敏试验结果调整用药，敏感菌株推荐首选棘白菌素类药物，尤其是光滑念珠菌感染，次选氟康唑或伏立康唑，并须监测其不良反应。两性霉素B适用于三唑类或棘白菌素类耐药者。

（5）因念珠菌定植导致顽固性咳嗽：此类患者一般有免疫力受损临床表现或基础疾病如粒细胞缺乏，此时出现反复痰检念珠菌阳性合并顽固呼吸道症状，需要给予一定程度抗真菌治疗。

二、常用抗真菌药物及耐药性分析

1.常用的抗真菌药物见表10-1。

表10-1　常用抗真菌药物

分类	名称	药物作用靶点
三唑类	氟康唑、伊曲康唑、伏立康唑、泊沙康唑	抑制真菌细胞膜合成
棘白菌素类	卡泊芬净、米卡芬净、阿尼芬净	抑制真菌细胞壁合成
多烯类	两性霉素B及其脂质体	增加真菌细胞膜通透性
嘧啶类	氟胞嘧啶	阻断真菌核酸合成

2.念珠菌耐药性分析见表10-2。

表10-2　念珠菌耐药性分析

耐药念珠菌种	耐药性质
克柔念珠菌	对氟康唑天然耐药
光滑念珠菌	对所有三唑类敏感性明显下降，对棘白菌素类也有耐药报道
葡萄牙念珠菌	对两性霉素B天然耐药
耳念珠菌	呈现多重耐药

三、诊疗思维导图

1.支气管肺念珠菌病的诊断见图10-1。

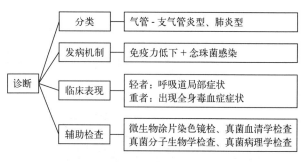

图10-1　疾病诊断

2. 支气管肺念珠菌病的病情评估见图10-2。

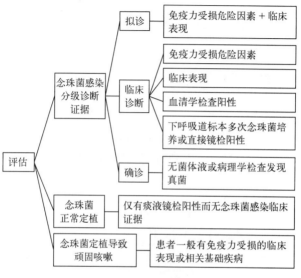

图10-2　病情评估

3. 支气管肺念珠菌病的治疗见图10-3。

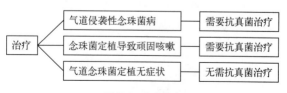

图10-3　疾病治疗

第十一章 侵袭性肺曲霉病

疾病诊疗要点

1.定义

侵袭性肺曲霉病（invasive pulmonaryaspergillosis，IPA）是曲霉侵入肺组织所引起的深部真菌感染性疾病。

2.分类

侵袭性肺曲霉病分为急性侵袭性肺曲霉病、慢性坏死性肺曲霉病（半侵袭性）、气道侵袭性肺曲霉病三大类。

◆ 知识补充 ◆

肺曲霉病包括侵袭性肺曲霉病（IPA）、变态反应性支气管肺曲霉病（如ABPA）。

3.病因与发病机制

烟曲霉常定植在人体上呼吸道，患者免疫力的高低对临床曲霉病的类型有明显的影响，如免疫力正常，可发生变应性支气管肺曲霉病和曲霉相关的过敏性肺炎，免疫力极度低下时，可致侵袭性肺曲霉病。

曲霉属广泛存在于自然界，可存在于有机坏死物、发霉谷物、饲料、水源、土壤、衣物、家具用品中。空气中到处有曲霉孢子，在秋冬及阴雨季节，储藏的谷草霉变时更多。吸入曲霉孢子不一定致病，但是一次大量吸入可能引起急性气管-支气管炎或肺炎。能感染人类的最常见曲霉种类包括烟曲霉、黄曲霉、黑曲霉和土曲霉。

需要注意的是曲霉是机会致病菌，当人体免疫力低下时容易感染，常见危险因素包括中性粒细胞减少、造血干细胞移植、实体器官移植、长期使用皮质类固醇、血液系统肿瘤、细胞毒性药物治疗以及罹患获得性免疫缺陷综合征（AIDS）等。但是越来越多的曲霉感染患者尤其是ICU患者并不具有上述危险因素，多是涉及慢性阻塞性肺疾病、流感、肝硬化、酒精中毒、各种手术植入物和异质慢性肉芽肿病的成年人。

4.病理表现

曲霉的内毒素使组织坏死，病灶可为浸润性、实变、空洞、支气管炎或粟粒状弥漫性病变。基本病理变化是化脓和梗死，感染病灶局部发展成坏死性出血性肺炎，形成多发性肺脓肿，出现坏死性血管炎，导致血栓和菌栓性出血，可引起血行播散。其他病理变化还包括实质结节性损害、支气管肉芽肿性损害、侵入性气管-支气管炎等。

5.临床表现

（1）急性侵袭性肺曲霉病

① 症状：早期部分患者仅表现为持续性发热，使用抗生素经验性抗感染治疗无效；部分患者仅表现为咳嗽（仅支气管炎症并不是肺部浸润）、咳痰；当后期肺部出现广泛浸润性病变时患者出现呼吸困难，病变累及胸膜时出现胸膜炎（胸痛）甚至脓胸；病变局部坏死可导致咯血但通常是少量咯血，偶有出现大咯血严重危及生命安全的情况。

② 体征：仅支气管炎症者听诊可单纯闻及干啰音；当肺部出现广泛浸润性病变时可闻及湿啰音，同时患者可出现呼吸窘迫；当病变累及胸膜可有胸膜摩擦感、胸膜摩擦音，当出现胸腔积液时局部叩诊呈浊音。

（2）慢性坏死性肺曲霉病（半侵袭性肺曲霉病如慢性空洞型肺曲霉病）

① 症状：慢性坏死性肺曲霉病常见于中老年患者，主要症状有咳嗽、咳痰、咯血、消瘦，部分患者因肺部空洞型坏死性病变会出现大咯血。病程可持续数周至数月不等，患者的基础免疫状况一般比急性侵袭性肺曲霉病患者较好。

② 查体：病变局部听诊可有固定性湿啰音。

◆▶ 知识补充 ◀◆

慢性坏死性肺曲霉病患者危险因素

① 慢性肺部疾病：支气管哮喘、慢性阻塞性肺疾病、肺囊性纤维化、肺结核、肺结节病、肺尘埃沉着病、肺间质纤维化。

② 全身性慢性病：糖尿病、营养不良、长期使用糖皮质激素、类风湿性关节炎、系统性红斑狼疮等。

（3）气道侵袭性肺曲霉病：气道侵袭性肺曲霉病症状、体征缺少临床特异性，基本同以上两种曲霉病。但综合其临床和影像学表现可分为四型：急性气管-支气管炎型、细支气管炎型、支气管肺炎型、阻塞性支气管肺曲霉病型。其各型影像学表现见表11-1。

表 11-1 气道侵袭性肺曲霉病影像学表现

分类	影像学表现
急性气管-支气管炎型	X线表现多正常，偶有肺纹理增多
细支气管炎型	CT表现为小叶中心结节影、树芽征
支气管肺炎型	CT肺外周带细支气管分布区域小片状实变影
阻塞性支气管肺曲霉病型	CT表现类似变应性支气管肺曲霉病，可有支气管扩张、黏液嵌塞

6. 辅助检查

（1）涂片显微镜检：痰液、气管镜灌洗液都可以进行涂片染色检查真菌。此处对常见致病真菌的生物学特点进行介绍。

① 曲霉：曲霉是较常见的一种真菌，营养菌丝体由具有横隔的分支菌丝构成，粗细均匀，分枝状，两侧菌丝壁平行，有横隔，常呈特征性45°锐角分枝菌丝，呈放射状或珊瑚状排列，在组织中如有足够的氧和水，菌丝的远端可产生"子实体"。曲霉常在组织空腔内大量繁殖，其菌丝缠绕在一起形成团块，称曲霉球。六胺银法、PAS法染色都能很好地显示菌丝体。

② 毛霉：菌丝粗大，壁厚，直径多为10～15μm可达60μm，不分隔，分枝较少而不规则，常呈钝角或

直角分枝，老化的菌丝可形成皱褶。

③ 隐球菌：在早期由于病菌产生大量荚膜物质，病变呈胶胨样，在病灶内或巨噬细胞内可检见隐球菌，新型隐球菌为圆形或卵圆形，一般为单芽、厚壁，有宽阔、折光性的胶质样荚膜，大小相差很大，不包括荚膜，直径多在 $4 \sim 7\mu m$ 左右，有时达 $20\mu m$。荚膜厚约 $3 \sim 5\mu m$。

④ 念珠菌：正常情况下寄生于人的呼吸道和消化道等黏膜，在病变组织内可找到念珠菌菌体为圆形或卵圆形生芽的酵母样菌，直径约 $2 \sim 5\mu m$，壁薄，假菌丝细长而直，有分隔、有时有少数分枝。

（2）真菌培养：从无菌部位如血液、胸腔积液、活检组织块中分离出曲霉提示肯定的感染。从相对无菌的支气管肺灌洗液（BALF）中培养出曲霉也具有极高的诊断价值。需要注意的是由于痰液容易受到污染，痰液真菌培养结果并不可靠亦不能作为确诊曲霉感染的金标准，只有当多次深部痰液检查结果提示同一种真菌时才具有较高的临床指导价值。

（3）组织病理学检查：在组织标本中证实真菌的存在是确诊深部真菌感染的金标准。确诊侵袭性真菌感染一定要有真菌向组织内侵入、增殖的直接证据。

纤维支气管镜肺活检、CT或超声引导肺穿刺、开胸肺活检可提供组织标本。

（4）真菌抗原或代谢物检测：

① 半乳甘露聚糖试验（GM试验）：半乳甘露聚糖是曲霉在组织中生长时释放的细胞壁的组成部分，在菌丝繁殖期，其能释放到人体体液中，如肺泡灌洗液、血液、尿液等，可以在血清、痰液和其他无菌体液中被检测到。GM试验标本的选取主要为血清和支气管镜肺泡灌洗液。GM可被中性粒细胞清除，对中性粒细胞减少患者来说，血浆GM试验为早期发现及时诊断IPA的重要方法，而非中性粒细胞减少患者血清GM的检测对IPA的诊断价值有限。支气管肺泡灌洗液中GM局部浓度高，且可避免中性粒细胞的影响，因此其灵敏度及特异度均高于血清。

◀ 知识补充 ▶

半乳甘露聚糖（galacto-mannan，GM）是曲霉细胞壁上的一种多聚抗原，菌丝生长时能从薄弱的菌丝顶端释放，是最早释放的真菌抗原，GM释放量与菌量成正比，可以反映感染程度。GM在感染后24h（感染早期）即可检测到，与病情严重程度一致。研究显示，血浆GM是IPA疗效及判断预后的指标，特别是抗真菌治疗后第1周或第2周GM数值逐渐下降提示疗效及预后较好，IPA好转过程中影像学表现滞后，影像学产生明显变化需要治疗2周后或更长时间，在抗真菌治疗过程中血浆GM数值是反映疗效的首要指标。

② (1, 3)-β-D葡聚糖试验（G试验）：(1, 3)-β-D-葡聚糖广泛存在于真菌细胞壁，存在于除隐球菌和接合菌之外的各种真菌属细胞壁中，占真菌细胞壁成分50%以上。真菌通过吞噬细胞的吞噬和消化功能，将其细胞壁中的抗原物质释放入人体的血液或其他体液中。有文献比较了G试验和GM试验在侵袭性肺曲霉病早期诊断中的价值，结果表明，G试验在高危患者侵袭性肺曲霉病的早期诊断中价值可能更大。通过G试验诊断侵袭性肺曲霉病时，须注意G试验阳性可见于除隐球菌和接合菌之外的各种侵袭性真菌病。

就如同其他许多血清学诊断检测方法一样，GM试验和G试验也会有一定的假阳性和假阴性情况，因此，需要结合临床分析这两者的结果，并不能作为确诊真菌感染的金标准。真菌血清学鉴别见表11-2。

表 11-2　真菌血清学检测鉴别

菌类	G 试验	GM 试验	隐球菌抗原检测
念珠菌	+	—	—
曲霉菌	+	+	—
镰刀菌	+	—	—
隐球菌	—	—	+
接合菌 （如毛霉菌）	—	—	—
青霉菌	+	—	—
组织包浆菌	+	—	—
肺孢子菌	+	—	—

（5）真菌抗体检测：曲霉IgG、IgE抗体的产生需要有一定的时间且要求机体免疫应答能力正常，而大多数血液系统恶性肿瘤、造血干细胞移植、长期应用糖皮质激素等患者免疫应答能力不足，且急性侵袭性肺曲霉病患者短期内通常不发生血清转化和抗体反应，因此抗体检测的临床应用价值受到限制。2016年欧洲临床微生物学和感染性疾病联合会、欧洲呼吸学会、美国感染病学会推荐将曲霉特异性免疫球蛋白G（IgG）作为无免疫缺陷慢性肺曲霉病患者的重要诊断指标之一。

真菌抗体检测临床意义：

① 区分真菌感染与定植，定植者抗体水平很低，而感染者抗体水平明显增高，可以通过临界值加以区分。特别是选择那些只有在侵袭性感染时才释放出来的优势抗原，就可以避免定植所引起的假阳性。

② 免疫缺陷的患者仍可以产生达到诊断水平的抗体浓度。

③ 真菌感染有一个相对较长的潜伏期，抗体的检测能满足临床对诊断时间窗的要求。

④ 抗原和抗体联合检测可提高临床诊断的敏感性和特异性。

抗原和抗体联合检测的优势：

① 优势互补，提高检测的敏感性和特异性。

② 能更准确地反映感染程度及阶段。

③ 用药前后抗原抗体的检测值变化可为临床用药的评价提供依据，有利于疾病的预后。

（6）分子生物学检查：聚合酶链反应（polymerase chain reaction，PCR）也可用于诊断侵袭性肺曲霉病。

PCR的诊断效率不低于GM试验和G试验。BALF-PCR检测方法比GM试验和G试验特异度更高，更适合用于诊断性试验。基因检测能明确诊断真菌感染且缩短诊断时间，但目前此种诊断方法仍无统一标准，目前尚不推荐曲霉属基因序列检测作为真菌感染的诊断标准，基因检测结果需要结合其他真菌血浆标记物检测（如GM或G试验，抑或BALF中的GM）以提高检测准确率。

（7）影像学检查：胸部CT检查可确定病变部位、数量、大小，辅助判断病变性质。在感染部位曲霉繁殖可出现气道侵袭或血管侵袭的影像表现。气道IPA可侵犯气管基底膜和细支气管，CT上可表现为沿支气管-血管束分布的斑片状模糊影、磨玻璃影及多发小叶中心结节、树芽征。血管IPA，CT上多表现为多发胸膜下实变影或结节、团块影，伴有晕轮征、空气新月征、空洞等，空气新月征和空洞常重叠出现，晕轮征在起病后1～2周出现，表现为结节或实变周围磨玻璃影。空气新月征在起病后2～3周出现，表现为空洞或空腔内的球形病灶与洞壁之间的新月状透亮影。典型的晕轮征、空气新月征对诊断IPA具有一定的特异性，但并不多见。

7.诊断标准

（1）侵袭性肺曲霉病诊断程度分级：侵袭性肺曲霉病初次诊断时误诊率较高，其诊断按确定程度分为确诊（proven）、临床诊断（probable）和拟诊（possible），具体见表11-3。确诊病例需要组织病理学查见曲霉依据或来自正常无菌部位的标本曲霉培养阳性。临床诊断病例需要有宿主危险因素、临床表现（症状、体征和影像学特征）及微生物学证据。

表11-3　侵袭性肺曲霉病诊断标准

诊断程度	宿主因素	临床特征	微生物学证据	组织病理学证据
确诊	+	+	+	+
临床诊断	+	+	+	−
拟诊	+	+	−	−

◆ 知识补充 ◆

诊断肺部真菌感染的微生物学证据：

① 合格痰液经直接镜检发现菌丝，真菌培养2次阳性。

② 支气管肺泡灌洗液经直接镜检发现菌丝，真菌

培养阳性。

③ 血液标本曲霉半乳甘露聚糖抗原检测（GM试验）连续2次阳性。

④ 血液标本真菌细胞壁成分(1, 3)-β-D-葡聚糖抗原检测（G试验）连续2次阳性。

（2）慢性空洞型肺曲霉病诊断标准

① 持续3个月慢性肺部症状、慢性肺病或进展性影像学异常，如空洞、胸膜增厚、空洞周围浸润，有时出现真菌球。

② 曲霉IgG抗体升高或其他微生物学证据。

③ 无或轻微免疫功能低下，通常合并一种或多种肺部基础疾病。

8. 治疗

（1）关于抗真菌药物的优化选择

① 三唑类（吡咯类）：三唑类可作为多数患者治疗和预防侵袭性肺真菌病的首选，该类患者接受三唑类药物为基础的治疗，临床医师应当获得三唑类抗真菌药（伊曲康唑、伏立康唑、泊沙康唑、艾沙康唑）的血药谷浓度，以优化疗效并避免药物的潜在毒性作用。

② 棘白菌素类：棘白菌素类是侵袭性肺真菌病补救治疗的有效药物（单用或联合用药），但不推荐其单药初始治疗。

③ 两性霉素B：当无法应用伏立康唑时，两性霉素B去氧胆酸盐及其含脂制剂是曲霉病初始治疗及补救治疗的适宜选择。然而两性霉素B去氧胆酸盐应在没有其他可选药物的情况下使用。两性霉素B含脂制剂，可在患者使用三唑类药物有禁忌证或不能耐受的情况下应用。

④ 联合用药：一些临床研究提示多烯类或吡咯类与棘白菌素联合用药可发挥相加或协同作用。然而不同的试验设计以及临床结果与体外药敏试验之间的矛盾，导致以上解释尚不能确认，关于联合用药其安全性与有效性尚不确定，需要进一步临床研究。

（2）抗真菌药物使用方法

① 急性侵袭性肺曲霉病

初始治疗：静脉应用伏立康唑（第1天按6mg/kg q12h，以后按4mg/kg q12h给药）至症状改善，然后口服伏立康唑（200mg q12h），或口服伊曲康唑（400～600mg/d），至临床治愈或所有症状及影像学显示稳定。或者静脉给予两性霉素B含脂制剂［3～5mg/(kg·d)］

至症状改善，然后口服伏立康唑或者口服伊曲康唑（400～600mg/d），至临床治愈或所有症状及影像学显示稳定。

补救疗法：静脉给予卡泊芬净（第1天70mg，以后50mg/d），或者静脉给予米卡芬净（100～150mg/d）直到症状改善。其后口服伏立康唑（200mg q12h）或者口服伊曲康唑（400～600mg/d）至临床治愈。或者口服泊沙康唑（初始200mg qid，病情稳定后400mg bid）。

◀ **知识补充** ▶

轻中度患者，给予伏立康唑（200mg q12h）或伊曲康唑（400～600mg/d）至临床治愈或所有症状及影像学显示稳定。如果病情严重，初始治疗就应该跟急性侵袭性肺曲霉病一样，给予两性霉素B含脂制剂或者静脉滴注伏立康唑。在整个治疗过程中，需要跟踪监测血清半乳甘露聚糖水平变化（GM试验）以监测疗效。

② 慢性坏死性肺曲霉病：如能手术切除病灶，首先考虑外科手术切除，如果不能手术切除可以药物治疗。若具有全身症状或肺部症状者、肺功能进行性减弱或影像学检查病变进展者，应当至少进行6个月的抗真菌治疗。口服给药首选伊曲康唑或伏立康唑；治疗

后出现不良反应或临床治疗失败者，可选用泊沙康唑。治疗咯血可采用以下方法：内科药物保守治疗、支气管动脉栓塞介入治疗。采用上述方法治疗失败者，需进行手术切除。对于治疗失败者、三唑类耐药者和/或出现不良反应者，静脉给予米卡芬净、卡泊芬净或两性霉素B有一定效果，疗程可能需要延长。对于病灶局限、药物治疗无效（包括全部唑类耐药的烟曲霉感染或在支气管动脉栓塞后仍持续性咯血）者，可选用手术治疗。对于疾病进展的患者，需要长期甚至终生抗真菌治疗并且持续监测体内药物浓度、药物毒性和耐药性。

③ 气道侵袭性曲霉病：气管-支气管曲霉病仅仅处于真菌定植状态时，无须进行抗真菌治疗，除非患者有症状或免疫功能低下，治疗包括支气管镜下去除黏液堵塞。若免疫功能低下患者无法除外气道侵袭性曲霉病时，推荐使用具有抗霉菌活性的三唑类药物。确诊气道侵袭性曲霉病时可采用具有抗霉活性的三唑类药物或静脉给予两性霉素B含脂制剂治疗。尽量减轻或纠正患者免疫低下状态，并对特定病例进行支气管镜下气道病灶局部处理。

第十二章　变应性支气管肺曲霉病

一、疾病诊疗要点

1.定义

变应性支气管肺曲霉病（ABPA）是烟曲霉致敏导致的一种变应性肺部疾病，表现为慢性支气管哮喘样临床表现和反复出现肺部阴影，可伴有局部支气管扩张。

2.分类、分期

如果CT检查发现存在局部支气管扩张称为支气管扩张型ABPA，如无支气管扩张则为血清型ABPA。ABPA的分期见表12-1。

表 12-1　ABPA 分期

分期	特点
Ⅰ期	新发的活动性ABPA
Ⅱ期	临床和血清学缓解期
Ⅲ期	复发性活动性ABPA
Ⅳ期	慢性激素依赖性哮喘
Ⅴ期	进行性炎症和气道扩张引起的纤维空洞病变

3. 流行病学

变应性支气管肺曲霉病常发生于哮喘患者，占哮喘人群的1%～3.5%，也可并发于支气管扩张症患者及慢性阻塞性肺疾病患者，即该病好发于存在基础性肺疾病的患者。在欧美国家，肺囊性纤维化疾病并发ABPA较多见，约占肺囊性纤维化人群的8.9%。

4. 病因、发病机制

曲霉属中的烟曲霉入侵气道，导致肺部发生变态反应。

5. 临床表现

患者临床就诊时多与支气管哮喘表现或病史并存，且主要发病于成年人。这与其他过敏性疾病主要发病于儿童不同，需要注意排查，如很多单纯支气管哮喘患者青少年时期即可有初次发病表现。

症状：喘息、咳嗽、咳痰，咳出棕色黏冻样痰栓为特征性表现，可伴有发热、乏力、消瘦、胸痛，合并支气管扩张的患者可出现咯血。急性加重期上述症状明显。

体征：肺部湿啰音、哮鸣音，当气道黏液嵌塞导致肺不张、肺萎陷时听诊呼吸音减弱或支气管呼吸音，肺部浸润病灶导致肺外周带受侵犯时可出现胸膜炎体征，胸部活动受限，胸膜摩擦音。晚期肺损毁明显影响氧合功能者可出现发绀、杵状指。

6.辅助检查

（1）皮肤过敏试验：包括点刺试验和皮内试验，针对烟曲霉的皮肤阳性速发型反应是诊断变应性支气管肺曲霉病的必备条件之一，也是诊断ABPA的特异性指标。需要注意的是其他真菌如白念珠菌、链格孢霉菌（交链孢霉菌）也可能导致变应性支气管肺真菌病，因此当烟曲霉皮试结果阴性时需要进行其他真菌的皮肤试验。

（2）血清总IgE测定：关于诊断ABPA的血清总IgE界值目前暂定为＞1000U/mL。需要注意的是全身糖皮质激素治疗会导致总IgE下降，总IgE的检测最好在激素治疗前完成，且在治疗过程中应动态监测IgE。如果血清总IgE回升提示病情复发。如果未经糖皮质激素治疗，总IgE一直处于正常水平，可基本除外活动性ABPA。

（3）血清烟曲霉特异性IgE检测：该指标是诊断ABPA的特异性指标，其界值目前定为＞0.35kUA/L。

建议临床进行烟曲霉变应原皮试联合血清烟曲霉特异性IgE检测，对诊断更有指导价值。

（4）烟曲霉血清沉淀素或特异性IgG检测：绝大多数ABPA患者血清烟曲霉沉淀素阳性，但该检查血清特异性不高。如果ABPA患者出现高滴度IgG抗体且伴有胸膜纤维化或肺部持续空洞形成，则提示为慢性肺曲霉病。

（5）胸部影像学检查：CT检查提示一过性、反复性、游走性肺部浸润影或实变影，全肺均可受累及，但以上肺多见。持久性改变包括支气管、胸膜纤维化。ABPA具有一定特征性的CT表现是黏液嵌塞征（大气道、小气道）、支气管扩张（中心性、周围性）、小叶中心结节。大气道黏液嵌塞在高分辨CT上表现为更清楚的指套征或牙膏征，小气道黏液嵌塞征表现为树芽征。部分患者在后期会出现肺部空洞、曲霉球、肺纤维化提示转变为慢性肺曲霉病。

（6）血嗜酸性粒细胞计数：由于外周血嗜酸性粒细胞数与肺部嗜酸性粒细胞浸润程度并不平行，因此外周血嗜酸性粒细胞计数仅能作为ABPA的辅助诊断指标，其界值目前定为 $> 0.5 \times 10^9/L$。

（7）痰液检查：显微镜检查可发现曲霉菌丝、分生孢子、嗜酸性粒细胞聚集及夏科 - 莱登结晶。同时进行痰培养＋药敏试验以便指导抗真菌药物的使用。痰标本真菌检查应联合使用革兰染色、PAS染色、六铵银染色以提高病原体检出率，诱导痰细胞分类计数可发现嗜酸性粒细胞比例升高。

（8）肺功能检查：肺功能检查有助于客观评估气道高反应性情况及阻塞程度，评估肺功能受损状态。ABPA急性期表现为可逆性阻塞性通气功能障碍，慢性期表现为混合性通气功能障碍及弥散功能减低。

（9）病理学检查：ABPA病理学特征性改变包括支气管腔内黏液栓塞＋嗜酸性粒细胞浸润＋夏科 - 莱登结晶，富含嗜酸性粒细胞的非干酪性肉芽肿，嗜酸性粒细胞性肺炎，支气管扩张。需要注意的是ABPA的确诊并不依赖病理学检查，只是对于不典型病例病理学检查有助于进行鉴别诊断分析，如与肺结核、肺癌相鉴别。

7. 诊断标准

目前我国的诊断标准是要具备（1）和（2），（3）其他辅助诊断条件中至少具备两条：

（1）基础性肺疾病：如哮喘、支气管扩张症、慢性阻塞性肺疾病、肺囊性纤维化等。

（2）必需条件：血清烟曲霉特异性IgE升高＞0.35kUA/L或烟曲霉皮肤试验速发反应阳性；血清学检查总IgE升高＞1000U/mL。

（3）其他辅助诊断条件：外周血嗜酸性粒细胞增多＞0.5×10^9/L；胸部影像学检查出现与ABPA一致的肺部阴影；血清烟曲霉特异性IgG升高和（或）沉淀素阳性。

由于ABPA的临床表现缺乏特异性，尤其在疾病的早期可被漏诊或误诊多年，但哮喘几乎是所有ABPA患者的共同表现，因此对于哮喘患者要高度警惕ABPA的可能性，可以对哮喘确诊患者同时进行烟曲霉皮肤试验、烟曲霉血清特异性IgE检查以便常规筛查ABPA，避免早期漏诊导致患者随病情进展出现肺结构破坏以致于后期肺功能严重受损。

8.鉴别诊断

变应性支气管肺曲霉病需要与以下疾病相鉴别：真菌过敏性支气管炎、真菌气道定植、真菌致敏性重症哮喘、侵袭性肺真菌病、过敏性肺炎、变应性肉芽肿血管炎、嗜酸性粒细胞性肺炎、肺结核。

真菌致敏性重症哮喘诊断标准：

① 难以控制的重症哮喘。

② 有真菌致敏证据，如真菌皮肤变应原试验阳性或真菌血清特异性IgE阳性。

③ 未达到ABPA的诊断标准。

9.治疗

治疗目标：控制症状，预防急性加重，清除气道内定植的曲霉，预防或减轻肺功能受损，防止支气管及肺组织出现不可逆损伤。

治疗方案：及早确诊，及时给予全身糖皮质激素治疗，可以有效控制病情，防止肺部不可逆性损害的发生。给予急性ABPA患者抗真菌治疗，能够减少长期糖皮质激素的剂量，缓解期患者可能需要吸入性糖皮质激素，可能还需联合长效β_2受体激动剂，以控制基础哮喘症状。

（1）避免接触曲霉变应原，尽早脱离过敏环境。

（2）使用糖皮质激素及支气管舒张剂治疗：口服

激素治疗是ABPA的基础治疗，激素可以抑制过度免疫反应，减轻气道炎症损伤。早期应用激素可预防后期支气管扩张及肺纤维化过程对肺部造成的慢性损伤。但是口服激素量取决于病情临床分期，具体见表12-2。

表12-2　ABPA口服激素量

分期	泼尼松剂量
Ⅰ期和Ⅲ期	一般起始0.5mg/kg qd×2周，继以0.25mg/kg qd×（4～6）周，后续递减一般每2周减量5～10mg，总疗程通常6个月以上
Ⅳ期	可能需要长期口服激素维持治疗
Ⅱ期和Ⅴ期	不建议激素治疗或激素治疗收益/风险比不佳

需要注意的是吸入糖皮质激素治疗不作为ABPA患者尤其是Ⅰ期和Ⅲ期患者的首选治疗，但对于全身激素减至泼尼松当量≤10mg/d的患者，联合使用吸入性糖皮质激素可能有助于控制哮喘症状并减少激素全身用量。

（3）抗真菌药物：抗真菌药物可以减少甚至清除气道内真菌定植（主要是霉菌）以减轻气道炎症减轻气道损害，尤其适用于激素依赖的患者及激素治疗后复发的患者。可以选择口服抗真菌药如伊曲康唑、伏立康唑，但需要监测抗真菌药物不良反应。口服抗真菌药物疗程约需要半年至1年，用药期间注意定期复诊、复查。口服抗曲霉药物见表12-3。

表12-3　口服抗曲霉药物

药物	不良反应
伊曲康唑	肝损害、皮疹、腹泻、恶心等
伏立康唑	肝损害、视觉异常、肢端水肿、皮疹、恶心等
泊沙康唑	发热、腹泻、恶心

（4）重组人源化抗IgE单克隆抗体：奥马珠单抗可以减少激素用量改善肺功能。但是此类药物为非常规用药，需要结合临床继续深化研究。

10.预后

ABPA患者接受治疗后最初需要每1～2个月随访一次，门诊随访时医师要评估以下内容：① 患者症状转归情况；② 血清总IgE水平变化情况（每2个月查一次，完全缓解后每半年至1年查一次）；③ 血嗜酸性粒细胞变化情况；④ 胸部影像学改变情况，CT检查结果较胸片清晰可辨，但需要注意CT辐射问题；⑤ 肺功能改变情况（每年至少复查一次）。变应性支气管肺曲霉病如果能早期诊断并规范治疗，病情可缓解并得到有效控制，但是肺功能严重受损的患者预后较差。

　　血清总IgE是反映疾病活动度的重要指标，治疗目标是使血清总IgE下降35% ～ 50%以上，值得注意的是ABPA患者血清总IgE很难恢复到正常水平。在不断复查血清总IgE的过程中确定患者血清总IgE的基线值，如果血清总IgE升高大于基线值的2倍，即使没有临床症状、肺部浸润影，仍然提示疾病复发。

二、诊疗思维导图

1. ABPA与哮喘共同点见图12-1。

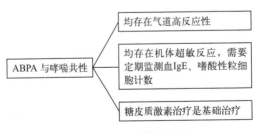

图12-1　ABPA与哮喘共同点

2. ABPA 与哮喘的鉴别见图12-2。

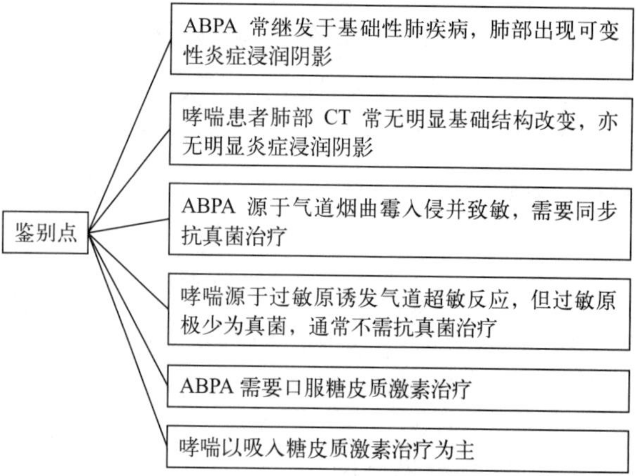

```
            ┌─────────────────────────────────────┐
            │ ABPA 常继发于基础性肺疾病,肺部出现可变 │
            │ 性炎症浸润阴影                        │
            └─────────────────────────────────────┘
            ┌─────────────────────────────────────┐
            │ 哮喘患者肺部 CT 常无明显基础结构改变,亦 │
            │ 无明显炎症浸润阴影                    │
            └─────────────────────────────────────┘
┌────────┐  ┌─────────────────────────────────────┐
│        │  │ ABPA 源于气道烟曲霉入侵并致敏,需要同步 │
│ 鉴别点 │──│ 抗真菌治疗                           │
│        │  └─────────────────────────────────────┘
└────────┘  ┌─────────────────────────────────────┐
            │ 哮喘源于过敏原诱发气道超敏反应,但过敏原 │
            │ 极少为真菌,通常不需抗真菌治疗        │
            └─────────────────────────────────────┘
            ┌─────────────────────────────────────┐
            │ ABPA 需要口服糖皮质激素治疗          │
            └─────────────────────────────────────┘
            ┌─────────────────────────────────────┐
            │ 哮喘以吸入糖皮质激素治疗为主          │
            └─────────────────────────────────────┘
```

图 12-2 ABPA 与哮喘鉴别

第十三章　过敏性肺炎

疾病诊疗要点

1.定义

过敏性肺炎（hypersensitivity pneumonitis，HP）也称为外源性过敏性肺泡炎，是易感人群因反复吸入过敏原所引起的一组因免疫反应导致的以肺间质、细支气管、肺泡腔出现肉芽肿样炎症反应为特征的免疫性肺部疾病。过敏性肺炎是一类环境暴露相关性间质性肺疾病，发病与个体易感性和环境抗原暴露有关，其临床表现、严重程度和自然病程具有高度异质性，其潜在的发病机制尚不清楚，以Ⅲ型和Ⅳ型超敏反应为特征。

2.分类

既往过敏性肺炎分类包括急性过敏性肺炎、亚急性过敏性肺炎、慢性过敏性肺炎。然而，在临床实践过程中发现这种分类并不容易划分，在许多研究中存在定义模糊、分类随意、与结果并不一致的现象，临床上可观察到部分患者的病程呈良性表现，相关暴露消除即可痊愈；而另一些患者，不管分类为急性、亚急性或慢性过敏性肺炎，在暴露消除后病情仍不能减轻并逐渐进展为呼吸衰竭。鉴于此，Salisbury等提出不再强调亚急性和慢性过敏性肺炎的区别，认为肺部纤维化的发展是区分预后较差个体的重要标志。

新分类按是否存在肺纤维化进行分类：① 纤维化型过敏性肺炎（例如，混合炎症+纤维化或纯纤维化）；② 非纤维化型过敏性肺炎（即纯粹的急性期炎症反应）；③ 有些患者可能有混合性特征，在这种情况下，分类是由特征的优势方向所决定的。这种新分类方法反映了这样一种共识，即纤维化型过敏性肺炎与非纤维化型过敏性肺炎的分类能更客观反映疾病的临床表现与预后。非纤维化型过敏性肺炎和纤维化型过敏性肺炎的分类更好地诠释了过敏性肺炎的未来走向，对预测过敏性肺炎的预后起了至关重要的作用。

3.病因

人体通过呼吸系统吸入外界过敏原，常见过敏原包括动植蛋白等有机粉尘、微生物抗原、低分子量化物质。

4.发病机制

过敏性肺炎是人体呼吸道吸入各种过敏原引起的疾病，临床常见的过敏原有饲鸽、养鸟产生的有机粉尘，大棚种植、酱园、面粉厂、霉变干草等环境中的真菌孢子等，吸入过敏原后通过Ⅲ型（肺内出现高滴度IgG抗体）或Ⅳ型（肺内肉芽肿形成）变态反应发病。

人体呼吸道接受重复抗原刺激后，免疫复合物介导的炎症反应产生急性肺损伤，随着病程进展，较晚期肺则呈机化性改变，T细胞介导的变态反应占主导地位，过敏性肺炎以Th1细胞型的免疫反应为主，它主要通过释放肿瘤坏死因子（TNF）、干扰素、IL-12、IL-18发挥作用，导致慢性炎症、肉芽肿形成以及肺间质纤维化。

急性期肺泡上皮细胞表面形成大量免疫复合物，不能被单核-巨噬细胞及时清除，免疫复合物通过经典途径激活补体、使中性粒细胞趋化；免疫复合物还直接激活肺泡巨噬细胞产生炎症介质，促进炎症反应发生，结果使得炎性细胞、细胞外液、蛋白在肺泡聚积，影响气体交换，损伤肺组织。

暴露抗原后延迟出现症状以及血清、支气管肺泡灌洗液（BALF）中高滴度的IgG抗体提示Ⅲ型变态反应，而肺内肉芽肿形成则提示Ⅳ型迟发变态反应也参与其中，Th1细胞免疫反应向Th2细胞免疫反应转化、上皮细胞凋亡和成纤维细胞的异常活化也参与了肺纤维化过程。此外，环境因素、基因多态性也参与过敏性肺炎的发生。农药、杀虫剂的接触、重叠病毒感染均会增加过敏性肺炎的易感性。既往的研究认为吸烟者过敏性肺炎的发生率会降低，因为烟草的免疫抑制作用，会对抗原特异性抗体的产生发挥抑制作用，但是相关研究结果并不支持该观点。

5. 病理表现

（1）急性过敏性肺炎：病理上可以表现为呼吸性细支气管以及肺泡中性粒细胞浸润，急性支气管肺炎，弥漫性肺泡损伤，坏死性小血管炎。

（2）亚急性过敏性肺炎：病理上典型的三联征表现，即淋巴细胞浸润为主的间质性肺炎（类似细胞型非特异性间质性肺炎）、形成不良的非坏死性肉芽肿、细胞性细支气管炎。

（3）慢性过敏性肺炎：不仅仅出现双上肺结构的改变，也可以出现双下肺结构的破坏，这种表现类似寻常型间质性肺炎和弥漫性肺损伤。慢性过敏性肺炎病理通常与寻常型间质性肺炎、非特异性间质性肺炎、机化性肺炎以及小叶中心纤维化等病理类型重叠。慢性期阶段肉芽肿可以持续存在或逐渐消失，以肺间质纤维化为主，伴有邻近区域不规则的肺气肿，其中以肺上叶最为常见。

（4）慢性过敏性肺炎的急性加重：病理上表现为上皮损伤、肺泡腔内的纤维蛋白性物质渗出、肺泡腔内纤维化。这种损伤可以局限在一个肺叶，也可以弥漫全肺。

6. 临床表现

症状：过敏性肺炎常见的症状包括咳嗽、气短、胸闷、喘鸣音（吱～吱～声），有时可出现非特异性全身症状，如体重减轻、流感样症状（畏寒、低度发热、萎靡不振）。起病可为急性HP，多为一次大量吸入过敏原后6～24h发病（持续数天至数周，偶有胸腔积液）；或亚急性HP，多为未脱离过敏原接触、吸入中等量过敏原，病程数周、数个月或以上，有气短、咳嗽、活动后加重的症状。慢性HP，多为频繁、间断吸入小量过敏原，病程长达数年，呼吸困难加重可反复发作。需要注意的是急性症状并不常见，常误诊为呼吸道感染。急性症状反复发作应考虑到过敏性肺炎的可能，必须仔细询问可能的有关抗原接触史。

体征：早期可无异常发现，部分急性患者双肺出现湿啰音，终末期患者尤其长期持续的过敏原暴露通常导致肺纤维化（肺纤维化型表现多见于年老患者），肺纤维化极少呈可逆性，终末期可出现呼吸衰竭、右心衰竭表现，包括发绀、杵状指、肺部爆裂音、velcro啰音、颈静脉怒张、剑突下心脏搏动增强、肝颈静脉回流征阳性、双下肢水肿等表现。

7.辅助检查

（1）影像学检查包括胸部X线以及胸部CT：在胸部X线检查方面，慢性过敏性肺炎患者肺野存在纤维影、网状影和结节影，亚急性患者可见网结节影，由细线条纤维束和结节组成，急性患者X线下可见双侧肺野存在弥漫性边界不清结节影。

HP胸部CT检查明显优于单纯X线检查，CT表现呈现以下特点：

① 急性期表现为磨玻璃影，表现为弥散性或者非均匀分布，位置不固定。

② 亚急性患者出现肺小结节，肺小叶中心结节影，边缘较为模糊。

③ 慢性患者可见肺纤维化、支气管扩张等。

2020年ATS/ERS《成人过敏性肺炎诊断临床实践指南》创造性地提出了"三密度征"（three-density pattern）作为纤维化型过敏性肺炎的特征性影像表现，不再使用"肉皮冻征"（headcheese sign）这一术语，更通俗地诠释了纤维化型过敏性肺炎的特征性影像表现。

需要注意鉴别的是慢性HP不同于特发性肺纤维化（IPF）的影像特点，慢性HP常累及细支气管而呈现小叶中心结节，以及细支气管不全阻塞的气体滞留征象，即小叶性空气潴留或小叶性过度充气。

非纤维化型过敏性肺炎（HP）胸部CT特征见表13-1。纤维化型过敏性肺炎（HP）胸部CT特征见表13-2。

表13-1　非纤维化型过敏性肺炎（HP）胸部CT特征

CT尤其是高分辨率CT（HRCT）	典型HP特征
影像学表现	① 肺实质浸润表现： 磨玻璃影 马赛克征 ② 小气道病变表现： 边界不清的小叶中心性结节影 气体陷闭

CT尤其是高分辨率 CT（HRCT）	典型HP特征
影像学表现	③ 病变分布特点： 头尾分布：弥漫（伴或不伴基底部不受累） 轴向分布：弥漫
诊断标准	具有至少1项肺实质浸润表现和至少1项小气道病变表现，且病变弥漫分布

表13-2 纤维化型过敏性肺炎（HP）胸部CT特征

CT尤其是HRCT	典型HP特征
影像学表现	① 肺纤维化HRCT表现： 通常为不规则线状影/网格状影伴结构扭曲，可存在牵张性 支气管扩张和蜂窝，但不突出，可表现为以下分布方式 头尾和轴向随机分布 中肺野分布为主 下肺野相对受累较少 ② 小气道疾病的表现： 边界不清的小叶中心结节影 马赛克征、三密度征、气体陷闭（通常以小叶分布）
诊断标准	具有至少1项符合肺纤维化分布特点的表现和至少1项小气道病变表现

马赛克征在CT上由两部分组成，即局部补丁状异常肺纹理稀疏区与斑片状磨玻璃密度影。异常肺纹理稀疏区主要由小气道狭窄导致的局限性气体潴留而引起，而磨玻璃密度影可为相对正常的肺组织，也可为病变肺组织的表现。在以肺间质为主的病变中，磨玻璃密度影是间质纤维化形成或肺泡炎的表现；在以肺实质为主的病变中，磨玻璃密度影反映了肺泡腔的不完全填充，肺泡腔内可有出血、炎性渗出、蛋白成分等；在慢性阻塞性肺疾病中磨玻璃密度影反映了局部血流量的增加，可见到肺病变区域肺动脉增粗。头尾分布：上肺、下肺。轴向分布：沿支气管-血管束走行分布。

三密度征：既往称为"肉皮冻征"，指胸部HRCT可见磨玻璃密度影、血管纹理减少的低密度影和正常肺组织密度3种不同密度影像同时存在。正常肺组织密度、低于正常肺组织密度和高于正常肺组织密度的3种不同密度区域混合存在时，整体呈现出仿佛肉皮冻样斑驳陆离的切面外观。

（2）肺功能检查：急性及亚急性HP用力肺活量（FVC）、第1秒用力呼气容积（FEV$_1$）、肺总量（TLC）、肺顺应性均减低，呈限制性通气障碍，一般肺功能改变与广泛的细支气管阻塞相一致。故上述检查最好于发作后4～8h内进行，因为12～24h后小气道阻塞可以恢复正常。血气分析、动脉血氧饱和度、动脉血氧分压、二氧化碳分压等有轻度改变。慢性期FVC、TLC、一氧化碳弥散量、动脉血氧饱和度、动脉血氧分压均下降，可发生气道阻塞及血管阻力增加。随着气道炎症阻塞、肺间质纤维化发展，患者会出现通气功能障碍到换气功能障碍的表现。气道阻塞表现主要与过敏性肺炎患者的肺气肿以及支气管炎有关，少数患者会出现明显气道高反应性表现，给予支气管激发试验，试验结果呈阳性。而终末期广泛肺间质纤维化、蜂窝肺形成会导致肺换气功能障碍。

（3）实验室检查：急性过敏性肺炎患者实验室检查，C反应蛋白及红细胞沉降率可见明显升高，血常规检查发现周围血白细胞增多、淋巴细胞计数减少。需要注意的是血中嗜酸粒细胞数增多并不常见，外周血嗜酸性粒细胞、嗜碱性粒细胞以及中性粒细胞含量会轻微上升。检测患者特异性抗体，患者血中出现特异性IgG抗体仅说明患者曾接触过足以引发体液反应的抗原。患者血清IgG、IgA、IgM水平会存在一定的升高，可作为过敏性肺炎一项重要诊断依据。急性期患者血中白细胞偶有左移，总数不高。需要注意的是血中嗜酸性粒细胞及IgE极少升高，这与过敏性肺炎的超敏反应类型不同的特点有关。

（4）支气管肺泡灌洗术：健康非吸烟者支气管肺泡灌洗液（BALF）中巨噬细胞占85%～90%以上，淋巴细胞占6%～10%，中性粒细胞在1%～2%以下。但过敏性肺炎24h内先有一过性中性粒细胞增加，继之淋巴细胞增多，支气管肺泡灌洗液中细胞总数为正常的3～5倍，其中淋巴细胞占60%，主要是T淋巴细胞，B淋巴细胞占少数，其中$CD8^+$细胞占优势，故$CD4^+/CD8^+$T细胞比值倒置。支气管肺泡灌洗液中免疫球蛋白增加，主要为IgG、IgA增高，较无症状者高4倍，另外，慢性过敏性肺炎患者行支气管肺泡灌洗检测，患者淋巴细胞数量相对较少，嗜中性粒细胞计数存在明显增加。

◆ 知识补充 ◆

CD4/$CD8^+$T细胞比值正常情况下介于1.5～2.5之间。

（5）呼出气一氧化氮（NO）：呼出气一氧化氮属于过敏性肺炎一种新的诊断方法，有着无创性特点，在肺部炎症反应评估方面有着非常广泛的应用。通过不同亚型间质性肺疾病FeNO浓度对比，相比于其他间质性肺病，慢性过敏性肺炎患者NO浓度明显升高，在慢性过敏性肺炎临床诊断方面具有非常重要价值。

（6）肺活检：肺活检属于侵袭性检查方式，急性过敏性肺炎患者肺活检发现大量急性期炎症细胞浸润、纤维化、间质淋巴细胞浸润表现，可观察到泡沫状巨噬细胞。慢性过敏性肺炎以及亚急性过敏性肺炎患者视野内可见纤维化、巨细胞肉芽肿等表现，少数患者存在非间质纤维化表现。

8.诊断标准

过敏性肺炎的诊断主要基于暴露史、临床表现、胸CT特征、支气管镜和组织病理检查结果等，然而以上每一项对于过敏性肺炎诊断来说既非必要条件也不是充分条件，因此2020年ATS/ERS成人过敏性肺炎指南基于这些特征的组合建立了过敏性肺炎的诊断标准，并将诊断据其可信程度分为确诊（≥90%可信度）、高度可信（80%～89%可信度）、中度可信（70%～79%

可信度）、低度可信（51% ～ 69%）和不排除，具体见表13-3。过敏原的识别、暴露与疾病之间的时间关系、胸部影像的马赛克衰减表现以及病理上形成不良的非坏死性肉芽肿等多种因素对识别慢性过敏性肺炎至关重要。

总之，过敏性肺炎诊断的重点包括：有过敏原接触史；接触过敏原后出现典型的临床表现（症状+体征+辅助检查）；当脱离接触过敏原环境后则病情可好转；糖皮质激素治疗有效。

9.治疗

（1）首先要避免接触过敏原，尽快脱离过敏原环境是治疗过敏性肺炎最基本、最重要的措施，很多病例在停止接触过敏原后可自行缓解。各种病理形式的过敏性肺炎患者如果存在持续的过敏原暴露，都将导致进行性肺功能下降。一次严重的急性发作或反复急性发作可导致进行性肺损害，完全脱离过敏原环境并不容易做到，因为有些过敏原常存在于生活、工作环境之中，所以尽量减少接触则显得更切合实际，比如加强通风、佩戴合适的呼吸面罩。并不需要对所有生活在高危环境中人群实施严格的呼吸道防护措施，如佩戴防护面罩，只对曾患过敏性肺炎的患者采取严格

表 13-3 过敏性肺炎诊断依据可信程度分级

诊断标准	CT典型HP +	CT典型HP −	CT符合HP +	CT符合HP −	CT不确定HP +	CT不确定HP −
暴露史和（或）血清IgG检测	+	−	+	−	+	−
无BALF或BALF无淋巴细胞增多且没有组织病理或组织病理不确定HP	中度可信	低度可信	低度可信	不排除	不排除	不排除
BALF淋巴细胞增多但未行组织病理检查	高度可信	中度可信	中度可信	低度可信	低度可信	不排除
BALF淋巴细胞增多但组织病理不确定HP	确诊	高度可信	中度可信	中度可信	低度可信	不排除
组织病理学提示HP可能	确诊	高度可信	高度可信	中度可信	中度可信	低度可信
组织病理学典型HP表现	确诊	确诊	确诊	确诊	确诊	高度可信

呼吸道防护措施即可，而大部分农业相关的过敏性肺炎工人通过采取合适的防护措施可以继续从事他们的职业，因为合适的面罩可以滤过90%～95%的可吸入微粒。虽然避免接触过敏原非常重要，但并不是所有病例在停止接触过敏原后疾病均会停止进展。例如，在吸烟诱发肺气肿的动物模型中，即使吸烟停止，$CD8^+T$细胞介导的肺破坏性病变仍在进展，在慢性阻塞性肺疾病中，即使停止吸烟，肺内的炎症反应也依然在继续。过敏性肺炎中是否会发生类似的情况尚未可知，但是推测在已经发展为肺气肿或者进展性肺纤维化的过敏性肺炎中上述机制也可能存在。已有研究显示，慢性过敏性肺炎的急性加重可以并不需要过敏原暴露或者过敏原暴露的增加，提示急性加重与已经存在的肺组织纤维化进程有关，而不是与易引起纤维化的因素有关，所以避免抗原接触能否阻止过敏性肺炎恶化还需要进一步探讨。

（2）药物治疗：糖皮质激素治疗有效，关于激素治疗的疗程没有定论，短程激素治疗适用于急性过敏性肺炎，亚急性过敏性肺炎可能需要激素治疗数月，可联用适量钙片和抑酸药预防激素并发症。并发低氧血症者需要氧疗，并发细菌感染需要加用抗生素。有观点认为可以泼尼松每日40～60mg口服，直至临床症状有所改善开始减量，最后以10～15mg维持，如症状完全缓解可以停药。重症患者病情会在数天内继续进展，需及早确诊并使用糖皮质激素治疗。吸入激素有可能减少副作用，但静息状态下即有呼吸困难或病变范围较大者，可静脉应用甲泼尼龙。急性期患者预后良好，大部分亚急性期患者肺功能能够得到某种程度的改善，慢性患者通过试用强的松也可能获得最大程度的逆转。6个月后根据临床、影像学和肺功能变化来评价治疗效果，特别是一氧化碳弥散量的改善可作为皮质激素停药的主要参考指标。使用免疫抑制剂如环磷酰胺、硫唑嘌呤、环孢霉素联合糖皮质激素可治疗激素抵抗型过敏性肺炎的报道不断增多。

患者出现阻塞性通气功能障碍时，可以使用支气管舒张剂以及吸入糖皮质激素。吸氧、雾化治疗有助于减轻气道炎症性痉挛，以减轻胸闷、呼吸困难、咳嗽等症状，改善阻塞性肺功能障碍。雾化吸入糖皮质激素对于治疗过敏性肺炎的效果尚不明确，至少不应作为主要治疗手段之一。

如果慢性过敏性肺炎已经发展至肺纤维化阶段，可以借鉴肺间质纤维化治疗方案，在整个治疗过程中患者需要动态监测肺功能，尤其是弥散功能，评价疗效，指导治疗方案调整。据有关研究报告过敏性肺炎患者在避免接触抗原后肺功能改善或恢复正常的平均时间是3～4个月。但对于终末期患者以及目前治疗无反应的患者，肺移植可能是最后唯一的选择。

◆ 知识补充 ◆

糖皮质激素的临床应用

正常情况下人体每天合成和分泌20mg皮质醇，相当于5mg（1片）泼尼松或4mg（1片）甲泼尼龙。常用全身用糖皮质激素药物包括内源性的可的松和氢化可的松，以及外源性的泼尼松（强的松）、泼尼松龙（强的松龙）、甲泼尼龙（甲基强的松龙）、地塞米松。

可的松和氢化可的松属于短效制剂，具有糖皮质激素和盐皮质激素活性，因此适用于生理性替代治疗，但用于抗炎治疗时因水钠潴留不良反应明显而限制其使用。

泼尼松（强的松）加强了抗炎作用，降低了水钠潴留，并且作用时间延长，属于中效制剂，是治疗自身免疫性疾病的主要药物。由于化学结构差异，泼尼松龙（强的松龙）比泼尼松更适用于有肝功能障碍的患者。

地塞米松则更加强化了抗炎作用，进一步降低了水钠潴留，并且组织作用时间更长，属于长效制剂。但对HPA轴抑制作用长而强，不宜长期使用，只适合短期使用，因此不适用于慢性自身免疫性疾病的治疗。

每日10mg泼尼松用量的胃肠道不良反应远低于各种常用的非甾体抗炎药。泼尼松用量＞15mg/d时，可降低机体抗感染的免疫功能，如导致结核病灶的扩散。激素的不良反应与激素用量及疗程有关，如果连续使用泼尼松（20～30mg/d）2周以上突然停药，则可能出现肾上腺皮质功能不全的停药反应，因此需要逐渐减量。

激素的临床使用剂量分类（按泼尼松剂量计算）：

① 冲击剂量：静脉给药，甲泼尼龙7.5～30mg/（kg·d），使用一般≤5d。

② 大剂量：泼尼松＞1mg/（kg·d）。

③ 中等剂量：泼尼松0.5～1mg/（kg·d）。

④ 小剂量：泼尼松＜0.5mg/（kg·d）。

⑤ 长期服药维持剂量：泼尼松2.5～15mg/d。

激素的疗程分类：

① 短程治疗：疗程小于1个月，适用于应激性

治疗或感染及变态反应类疾病所致的机体严重器质性损伤。

② 中程治疗：适用于病程较长且多器官受累性疾病的治疗，剂量起效后减至维持量，逐渐递减直至停药，疗程一般＜3个月。

③ 长程治疗：适用于预防和治疗器官移植后排斥反应及反复发作的多器官受累的慢性系统性自身免疫性疾病，疗程大于3个月。

激素减量注意事项： 短疗程者可快速减药，长疗程者需缓慢减药，遵循"先快后慢"原则，防止出现肾上腺皮质功能不全的撤药反应。

① 激素疗程在7d内者，可以直接停药，而超过7d者，则需要先减药后撤药。

② 泼尼松30mg/d×2周者，可以每3～5d减少泼尼松5mg/d的剂量。

③ 泼尼松50mg/d×（4～8）周者，则需要每1～2周减少泼尼松5mg/d的剂量，至20mg左右后每2～4周减5mg/d，若在减药过程中病情反复，可酌情增加剂量。

糖皮质激素药理特点分类见表13-4。

表13-4　糖皮质激素药理特点分类

分类	药物	等效剂量/mg	半衰期/min	组织生物效应时间/h
长效	地塞米松	0.75	100～300	20～36
中效	泼尼松	5	60	12～16
	泼尼松龙	5	200	12～16
	甲泼尼龙	4	180	12～16
短效	可的松	25	30	8～12
	氢化可的松	20	90	8～12

10.预后

过敏性肺炎的自然病程发展差异很大，急性期治疗可痊愈，慢性期则难以痊愈，甚至可能会发生慢性过敏性肺炎急性加重，已发生纤维化的病变不可逆转。所以本病在肺发生纤维化前得到确诊和治疗是改善预后的关键，非纤维化性型过敏性肺炎在避免抗原暴露后病情可能稳定或痊愈，而纤维化型过敏性肺炎患者，特别是表现为寻常型间质性肺炎（UIP）的患者生存期较短。此外，其他预后不良相关危险因素还包括吸烟、低基线肺活量、肺泡灌洗液无淋巴细胞增多、过敏原持续性暴露和未能明确过敏原等。文献报道30%～50%的过敏性肺炎患者最终未能确定过敏原。

第十四章　特发性肺纤维化

一、疾病诊疗要点

1.定义

特发性肺纤维化（idiopathic pulmonary fibrosis, IPF）：是一种原因不明慢性进行性纤维化性间质性肺炎，病变局限在肺脏，好发于中老年男性人群，主要表现为进行性加重的呼吸困难，伴限制性通气功能障碍和气体交换障碍，导致低氧血症，甚至呼吸衰竭，预后差，其肺组织学和高分辨CT（HRCT）表现为普通型间质性肺炎（UIP）。

特发性肺纤维化急性加重（AEIPF）：在无明确诱因时出现的病情急剧恶化、呼吸困难加重、肺功能下降，导致呼吸衰竭甚至死亡。

◆ 知识补充 ◆

肺实质定义：包括肺泡上皮细胞与支气管结构。

肺间质定义：指肺实质之间的结构，包括结缔组织、血管、淋巴管、神经纤维。这些组织分布在所有肺实质之间，起联结、充填、固定、营养等作用。

按解剖结构肺间质分为以下三部分。

① 中轴间质：支气管血管周围间质和小叶中心间质。

② 周围间质：胸膜下间质和小叶间隔纤维间质。

③ 小叶内间质（中间间质）：肺小叶内，中轴间质与周围间质之间的部分。

2. 发病机制

肺间质发生慢性、进行性、纤维化性改变，具体病因不明，属于特发性间质性肺炎的范畴，特发性肺纤维化与 TNF-α、IL-1、IL-13 等炎症细胞因子引起的肺组织慢性炎症及纤维化形成有关，肺间质纤维化以成纤维细胞活化增殖、细胞外基质大量沉积为特征。IPF 发展进程涉及成纤维细胞生长因子（FGF）、转化生长因子β（TGF-β）、血小板衍生生长因子（PDGF）、血管内皮生长因子（VEGF）刺激后引起的细胞因子产生及细胞增殖、纤维化相关蛋白及细胞外基质的合成和积聚，最终放大纤维化级联反应。

3. 临床表现

症状：男性多见，中年以上起病，起病隐匿，表现为干咳并进行性加重的呼吸困难，活动后明显。

体征：大多数患者查体发现吸气末双下肺爆裂音（velcro啰音）、杵状指，终末期患者可见肺心病体征。

4.辅助检查

（1）胸部CT：胸部X线片诊断肺间质纤维化敏感性、特异性均较差，胸部CT检查则可清楚显现肺间质病变情况（磨玻璃密度病灶、纤维化病灶），尤其是胸部高分辨CT（HRCT）特别适合用于检查间质性肺疾病。

◆ 知识补充 ◆

肺内磨玻璃密度影是指高分辨率CT图像上表现为密度轻度增加，但其内的支气管血管束仍可显示，见于各种炎症、水肿、纤维化及肿瘤等病变。此征象常为早期肺部疾病的表现，及时发现并诊断对临床正确处理及预后的判断有重要意义。

（2）肺功能：表现为限制性通气功能障碍，肺弥散功能障碍。限制性通气障碍时，如弥漫性肺间质疾病、胸廓畸形等患者，FEV1/FVC明显升高甚至可达100%，因为此时虽呼出气流不受限制，但肺弹性及胸廓顺应性降低，呼气运动迅速减弱停止，使肺活量的绝大部分在极短时间迅速呼出。

（3）动脉血气分析：肺泡-动脉氧分压差增大，出现Ⅰ型呼吸衰竭。

5.诊断标准

（1）特发性肺纤维化

① 排除其他已知原因的间质性肺疾病，如家庭或职业环境暴露慢性过敏性肺炎、结缔组织病相关肺损害和药物性肺纤维化。

② HRCT表现为普通型间质性肺炎。

③ 已行外科肺活检的患者根据CT和外科肺活检病理结果进行诊断。

（2）特发性肺纤维化急性加重

① 有IPF病史或目前临床表现+影像和（或）组织病理符合IPF诊断标准；如果根据诊断标准既往没有诊断IPF，但目前的临床表现+影像和（或）组织病理符合IPF诊断标准。

② 近30天内呼吸困难加重或肺功能恶化不能用其他原因解释。

③ 胸部HRCT显示双肺网格影或蜂窝影符合普通

型间质性肺炎表现，在此基础上出现新的磨玻璃密度影和（或）实变影，如果既往没有相关HRCT资料做对比可以忽略新出现的肺部阴影表现。

④ 气管内分泌物或支气管镜灌洗液检查未发现肺部感染的证据，病原学检查应该包括细菌、机会性感染病原体、常见病毒。

⑤ 排除其他原因，包括左心衰竭、肺血栓栓塞症、急性肺损伤。

急性肺损伤的常见病因包括脓毒症、误吸、创伤、再灌注性肺水肿、肺挫伤、脂肪栓塞、吸入性肺损伤、心脏搭桥术、药物中毒、急性胰腺炎、输注血液制品、造血干细胞移植等。

6.鉴别诊断

IPF属于特发性间质性肺炎（IIP）的范畴，IPF的诊断过程需要采取排除法，采用临床-放射-病理多学科诊断模式有助于提高间质性肺疾病诊断的准确性。对疑似患者均需详细采集现病史、既往史、治疗经过、职业和环境暴露史、吸烟史、个人史并进行体格检查。以下辅助检查如自身抗体谱及抗核抗体类风湿因子、肿瘤标志物、支气管肺泡灌洗液（BALF）细胞分类和计数、经支气管镜肺活检（TBLB）、经皮穿刺肺活检、经支气管淋巴结穿刺活检（TBNA）、外科肺活检、纵隔淋巴结活检等检查技术均有助于与其他间质性肺疾病鉴别。

特发性间质性肺炎的国际多学科分类见表14-1。

7.治疗

（1）非药物治疗：戒烟、氧疗、机械通气、肺康复治疗（包括呼吸生理治疗、呼吸肌训练、营养支持、精神治疗、卫生宣教）、肺移植。

（2）药物治疗：N-乙酰半胱氨酸、吡非尼酮、尼达尼布、胃酸抑制剂，但是IPF目前尚无肯定疗效显著的药物。

（3）IPF急性加重期治疗：氧疗（普通鼻导管氧疗、普通面罩氧疗、经鼻高流量加温加湿氧疗）、机械通气治疗，由于IPF急性加重病情严重，死亡率高，目前临床上仍然应用激素冲击治疗或高剂量激素治疗，也可以联合应用免疫抑制剂如环磷酰胺、环孢素A。

（4）姑息治疗：姑息治疗的具体目标包括缓解躯体症状和减轻心理的焦虑和痛苦，给患者家属精神上的帮助和支持，根据患者的情况和需要进行个性化的治疗，对于终末期的患者应给予临终关怀。

表 14-1　特发性间质性肺炎国际多学科分类

分类		临床 - 影像 - 病理诊断	影像 - 组织病理类型
主要的	① 慢 性 纤维化性间质性肺炎	特发性肺纤维化（IPF） 特发性非特异性间质性肺炎（NSIP）	普通型间质性肺炎（UIP） 非特异性间质性肺炎（NSIP）
	② 吸 烟 相关性间质性肺炎	呼吸性细支气管炎伴间质性肺炎（RB-ILD） 脱屑性间质性肺炎（DIP）	呼吸性支气管炎（RB） DIP
	③ 急性/亚急性间质性肺炎	隐源性机化性肺炎（COP）	机化性肺炎（OP）
罕见的		急性间质性肺炎（AIP） 特发性淋巴细胞间质性肺炎（LIP） 特发性胸膜肺实质弹力纤维增生症（PPFE）	弥漫性肺泡损伤（DAD） LIP PPFE
未分类		其他情况	其他情况

二、诊疗思维导图

1.特发性肺纤维化的诊断见图 14-1。

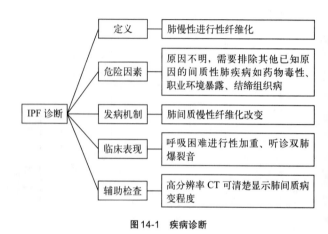

图 14-1 疾病诊断

2.特发性肺纤维化的病情评估见图 14-2。

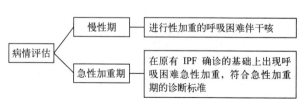

图 14-2 病情评估

3.特发性肺纤维化的治疗见图14-3。

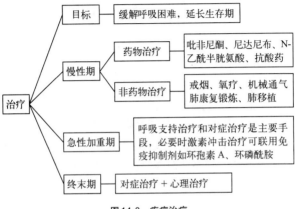

图14-3　疾病治疗

第十五章　肺结节病

一、疾病诊疗要点

1.定义

肺结节病属于系统性结节病的一部分，结节病是一种原因不明的、以非干酪样坏死性上皮样细胞肉芽肿为病理特征的系统性肉芽肿性疾病，该病几乎可以累及全身各个器官，但以肺及胸内淋巴结最易受累，其次是皮肤和眼部。

2.分期

肺结节病的分期见表15-1。

表15-1　肺结节病 Scadding 分期

分期	表现
0期	双肺正常
Ⅰ期	双肺门淋巴结肿大
Ⅱ期	双肺门淋巴结肿大且双肺出现弥漫性病变
Ⅲ期	仅有双肺弥漫性病变，无肺门淋巴结肿大
Ⅳ期	肺纤维化

3. 病因

① 遗传易感性，人类白细胞抗原（human leukocyte antigen，HLA）、嗜乳脂蛋白样基因-2的某些位点的基因表型与结节病的临床表现、预后有一定相关性。

② 环境因素：感染（带状疱疹病毒等多种病毒、结核及非结核分枝杆菌、支原体及痤疮丙酸杆菌等）和粉尘（铝、锆、黏土等无机粉尘，松花粉等有机粉尘）可能与结节病的发病有关。

4. 发病机制

免疫病理机制在结节病发生、发展和肉芽肿形成过程中起着非常重要的作用，包括抗原递呈细胞、CD4$^+$T辅助细胞及白细胞介素-2（interleukin 2，IL-2）、肿瘤坏死因子-α（tumor necrosis factor-α，TNF-α）及干扰素-γ（interferon γ，IFN-γ）等多种细胞因子。

5. 临床表现

结节病的临床表现因起病的缓急、受累组织/器官、病变程度等的不同而不同，多数结节病表现为亚急性或慢性过程。少数呈急性起病，具体可归纳为肺部症状及胸外症状。

（1）胸部症状：干咳、胸闷、胸痛、气短是常见的表现，可见于1/3～1/2的结节病患者。胸骨后胸痛相对多见，但患者常不能明确地定位胸痛部位，大多数为隐痛，咯血少见。

（2）胸外非特异性症状：约1/3活动期结节病患者表现为类似肺结核的低热、乏力、盗汗、消瘦、关节痛、肌肉痛等非特异性症状，部分患者可以表现为高热。由于结节病患者的呼吸系统表现缺乏特异性且部分结节病患者以肺外组织/器官受累为主要临床表现，故胸部受累经常被忽视。30%～50%的胸内结节病患者会出现肺外表现：皮肤受累最常见，其次为肝或胃肠道、眼、肾、神经系统、心脏以及肌肉骨骼系统。

体征：除少数病例出现皮肤、浅表淋巴结结节外无明显体征，Ⅳ期结节病患者可出现杵状指、爆裂音体征。

6. 辅助检查

（1）胸部CT：绝大多数的结节病患者都有不同程度的肺、胸内淋巴结（纵隔淋巴结、肺门淋巴结）肿大，胸部影像学异常是结节病患者就医的主要原因。典型表现为中轴血管束的增粗，多发或弥漫性淋巴管周围（沿支气管血管束、胸膜）分布的、直径2～

5mm、边界清晰或模糊的小结节。

（2）血清血管紧张素转换酶：结节病性肉芽肿病灶内上皮样细胞可释放血管紧张素转化酶（ACE），血清ACE水平在一定程度上可以反映体内的肉芽肿负荷。需要注意的是ACE并非筛查结节病的敏感性指标，且ACE升高也可见于结核感染、真菌感染、甲状腺功能亢进等疾病，故而认为ACE水平仅可以作为诊断结节病的辅助指标。

（3）组织病理学检查：结节病肉芽肿的特点包括：① 肉芽肿沿肺间质淋巴管向周围分布为主，包括胸膜受累；② 紧致、分化良好的肉芽肿，肉芽肿的周围可见淋巴细胞、成纤维细胞浸润。

病理检查是结节病诊断的重要措施，结节病病理活检方法包括浅表淋巴结活检、外科开胸活检、气管支气管黏膜活检、经气管镜肺活检、经气管镜淋巴结针吸活检。结节病活检首选浅表易于活检的病变部位，如皮肤或皮下组织、鼻结节、结膜结节、浅表淋巴结及肿大的泪腺；其次选择胸内受累部位，包括肿大的纵隔及肺门淋巴结、肺组织。

（4）正电子发射体层成像（PET-CT）：有助于发现体内活动性的结节病病灶，但鉴于PET-CT费用较高，且不能单凭PET-CT表现来鉴别结节病与其他炎症性疾病和肿瘤性疾病，不建议结节病患者常规进行PET-CT扫描。对于高度疑诊孤立性心脏结节病、脑结节病的患者，因受累部位不易取得活检组织，可通过PET-CT来定位活检部位。

建议结节病以下情况需要完善PET-CT检查：

① 活动性结节病患者血清学指标阴性，但临床症状一直未缓解。

② 评价Ⅳ期肺结节病患者的纤维化病灶内炎症反应水平。

③ 评价胸外活动性结节病病灶，或评价心脏结节病患者的病情程度，尤其适用于已安装起搏器的心脏结节病患者。

④ 经常规检查未发现可供活检的病变部位。

⑤ 复发性/难治性结节病患者的疗效评估。

7.诊断标准

（1）结节病是系统性疾病，有以下临床特点：常有肺外受累导致浅表淋巴结肿大、葡萄膜炎、腮腺炎、中枢性面瘫等；50%左右的患者有血清ACE升高；常有高钙血症；常有HLADRB1-03阳性。结节病诊断属于除外性诊断，尚无客观诊断标准，结节病的诊断主要依据：

① 具有相应的临床表现（胸部症状、全身症状）和影像学特征。

② 组织学显示非干酪样坏死性上皮样细胞肉芽肿。

③ 除外有相似的组织学或临床表现的其他疾病，如肺结核、淋巴瘤、结缔组织病等。

若无病理学依据，可以结合胸部影像学、支气管镜的检查结果，除外其他肉芽肿性疾病，临床拟诊肺结节病，但需密切临床随诊、动态观察病情变化。

（2）急性结节病，又称为Löfgren's综合征，若表现典型并不需要病理活检就能确诊：

① 典型的临床表现：类似结核性风湿症的表现（关节周围结节性红斑、关节炎或关节周围炎、肌肉痛)+胸内症状（咳嗽、呼吸困难、胸痛)+全身非特异性症状（发热、乏力、盗汗）。

② X线胸片：双侧肺门对称性肿大，可伴有肺部结节影。

8.鉴别诊断

肺结节病的分期鉴别诊断见表15-2。

表 15-2　肺结节病分期鉴别诊断

分期	鉴别诊断
Ⅰ期	结核感染、淋巴增殖性疾病、IgG4相关性疾病、恶性肿瘤
Ⅱ期	结核感染、淋巴增殖性疾病、IgG4相关性疾病、恶性肿瘤
Ⅲ期	职业性肺病、肺结核
Ⅳ期	肺纤维化

9.治疗

肺结节病有一定的自发缓解率，且因影像学分期不同而不同：Ⅰ期肺结节病的自发缓解率为55%～90%；Ⅱ期肺结节病的自发缓解率为40%～70%；Ⅲ期肺结节病的自发缓解率为10%～20%；Ⅳ肺结节病不能自发缓解。

结节病的治疗需要根据临床表现、受累部位及其严重程度、患者治疗意愿以及基础疾病，制订个体化治疗方案，以改善临床症状、降低器官功能受损程度、提高生活质量、延长生存期、减少复发。结节病大部分预后良好，只有约25%的结节病患者表现为慢性进展性病程，最终可导致肺纤维化、肝硬化、失明、致死性心律失常。

（1）初期治疗策略

① 无症状的0或Ⅰ期肺结节病无需系统性糖皮质激素治疗。

② 无症状的Ⅱ或Ⅲ期肺结节病，若疾病稳定且仅有轻度肺功能异常也不主张系统性糖皮质激素的治疗。

③ 关于急性结节病的治疗，大部分患者不需要系统性糖皮质激素的治疗，以对症支持治疗为主（如非甾体抗炎药），根据症状严重程度决定是否予以糖皮质激素治疗。

（2）系统性糖皮质激素治疗适应证

① 有明显的呼吸系统症状，如咳嗽、呼吸困难、胸痛等；和（或）明显的全身症状，如发热、乏力、体重下降等。

② 肺功能进行性恶化，肺内阴影进行性加重。

③ 有肺外重要脏器的受累，如心脏、神经系统、眼部、肝脏等。

（3）免疫抑制剂治疗适应证：激素治疗不能控制疾病进展、激素减量后复发或不能耐受激素治疗。生物制剂如肿瘤坏死因子（tumor necrosis factor，TNF）-α拮抗剂。对于激素联合免疫抑制剂治疗后仍无效、反复复发或合并神经系统受累的患者，可以考虑使用英夫利西单抗或阿达木单抗。

（4）肺移植：是终末期肺结节病患者唯一有效的治疗方法。

10.预后

大部分结节病可自行缓解，但是出现重要脏器受累或处于结节病晚期，如结节病患者出现肺纤维化、肺动脉高压、神经结节病、心脏结节病、多器官受累等，提示预后不良。

11.疾病健康管理

自发缓解的结节病复发很少，但激素治疗缓解的结节病的复发率高，且复发多在激素停用后2～6个月，3年后复发罕见。因此结节病每3～6个月复查一次，治疗停止后随访至少3年。对于Ⅳ期结节病患者以及有心脏、中枢神经系统等重要肺外组织或脏器受累的严重结节病患者，建议长期随访。

二、诊疗思维导图

1.肺结节病的诊断见图15-1。

2.肺结节病的病情评估见图15-2。

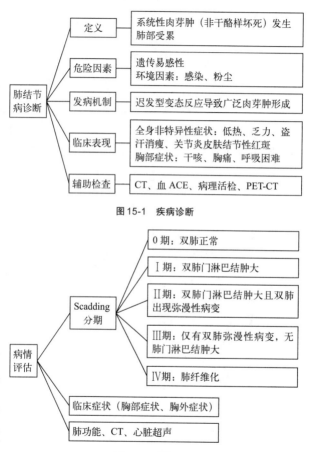

图 15-1　疾病诊断

图 15-2　病情评估

3.肺结节病的治疗见图15-3。

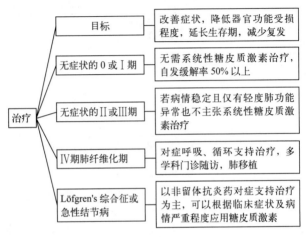

图 15-3　疾病治疗

第十六章 嗜酸性粒细胞增多相关性肺病

嗜酸性粒细胞增多相关性肺疾病是指以气道和（或）肺（实质、间质）和（或）胸膜腔嗜酸性粒细胞增多为特征的一组异质性临床疾病，伴或不伴外周血嗜酸性粒细胞增多。但是需注意外周血嗜酸性粒细胞数值的波动与全身使用糖皮质激素或其他药物有关，全身激素的使用可以快速降低血嗜酸性粒细胞水平，掩盖相关症状和体征，影响疾病的评估。

嗜酸性粒细胞增多相关性肺疾病可单发于肺，也可以是全身系统性疾病的肺部表现，嗜酸性粒细胞相关性肺疾病发病率低、临床表现差异大、缺乏特异性，在临床诊疗过程中容易漏诊、误诊，是呼吸系统疾病的诊治难点。因此正确的临床诊断和鉴别诊断对改善患者预后具有重要意义。

一、嗜酸性粒细胞增多相关性肺病的分类

1. 继发性

① 感染相关性疾病：寄生虫、病毒、细菌、结核、

真菌等。

② 变态反应性疾病：哮喘（嗜酸性粒细胞性炎症表型）、变应性支气管肺曲霉病等。

③ 风湿性疾病：嗜酸性肉芽肿性多血管炎、IgG4相关性疾病、木村病等。

④ 肿瘤性疾病：血液肿瘤、实体肿瘤。

⑤ 其他：嗜酸性粒细胞性细支气管炎、支气管中心性肉芽肿病、间质性肺疾病，药物、放疗、移植等。

2. 特发性

① 特发性急性嗜酸性粒细胞性肺炎。

② 特发性慢性嗜酸性粒细胞性肺炎。

③ 原发性单纯性肺嗜酸性粒细胞增多症［又称吕弗勒综合征（Loffler's syndrome），病程呈自限性，3～4周内自行痊愈］。

④ 特发性嗜酸性粒细胞性胸腔积液。

⑤ 特发性高嗜酸性粒细胞增多综合征（鉴别：血液系统疾病、家族性高嗜酸性粒细胞增多症、反应性嗜酸性粒细胞增多症等）。

二、嗜酸性粒细胞增多相关性肺病的诊断标准

肺组织活检是诊断该类疾病的金标准，但是考虑到

外科肺活检对人体创伤较大，内科气管镜肺活检所能取到的肺组织又较小，且主要适用于排他性诊断如排除感染、肿瘤等疾病，因此检测**肺泡灌洗液嗜酸性粒细胞计数**，则成为公认的创伤小且临床指导价值巨大的优选检查方法。由于嗜酸性粒细胞性肺病临床表现及影像学检查缺乏特异性，因此对于疑诊该类疾病的患者均应行气管镜检查，进行支气管肺泡灌洗液细胞分类计数协助诊断及指导治疗。目前截断值定为支气管肺泡灌洗液中嗜酸性粒细胞计数比例＞25%为嗜酸性粒细胞相关性肺病的诊断标准。

◆ 知识补充 ◆

（1）血常规外周血嗜酸性粒细胞计数增多程度分度：

正常：$(0.05 \sim 0.5) \times 10^9 / L$。

轻度：$(0.5 \sim 1.5) \times 10^9 / L$。

中度：$(1.5 \sim 5) \times 10^9 / L$。

重度：$> 5 \times 10^9 / L$。

（2）嗜酸性粒细胞增多症（Eosinophilia）：外周血嗜酸性粒细胞绝对计数 $> 0.5 \times 10^9 / L$。

（3）高嗜酸性粒细胞增多症（Hypereosinophilia）：外周血2次检查（间隔时间＞1个月）嗜酸性粒细胞绝

对计数＞$1.5×10^9$/L 和（或）骨髓有核细胞计数嗜酸性粒细胞比例≥20%和（或）病理证实组织嗜酸性粒细胞广泛浸润和（或）发现嗜酸性粒细胞颗粒蛋白显著沉积（在有或没有较明显的组织嗜酸性粒细胞浸润情况下）。

（4）高嗜酸性粒细胞增多症相关的器官受损：器官功能受损，伴显著的组织嗜酸性粒细胞浸润和（或）发现嗜酸性粒细胞颗粒蛋白广泛沉积（在有或没有较显著的组织嗜酸性粒细胞浸润情况下）且至少有以下1条：① 纤维化（肺、心脏、消化道、皮肤和其他脏器组织）；② 血栓形成伴或不伴栓塞；③ 皮肤（包括黏膜）红斑、水肿/血管性水肿、溃疡、瘙痒和湿疹；④ 外周或中枢神经系统疾病伴或不伴慢性或反复神经功能障碍。

三、嗜酸性粒细胞增多相关性肺病的诊疗

1.支气管哮喘

部分哮喘患者外周血嗜酸性粒细胞计数增高，可作为诱导痰嗜酸性粒细胞的替代指标，但是外周血嗜酸性粒细胞计数增高的具体计数值文献报告尚不统一，

多数研究界定的参考值≥300/μL为增高，也有研究界定≥150/μL为增高。外周血嗜酸性粒细胞增高可以作为判定嗜酸性粒细胞为主的哮喘临床表型，以及作为评估抗炎治疗是否有效的指标之一。根据痰中嗜酸性粒细胞和中性粒细胞的数量量化分型，可分为嗜酸性粒细胞型（＞3%）、中性粒细胞型（＞65%）、混合型（嗜酸性粒细胞＞3%且中性粒细胞＞65%）和少细胞型（嗜酸性粒细胞＜3%且中性粒细胞＜65%）4种炎症分型。

2.慢性嗜酸性粒细胞性肺炎

（1）病因：该病病因不明，可能与吸入不明抗原所致的过敏反应有关，可发生于任何年龄，无性别差异。

（2）临床表现：慢性嗜酸性粒细胞性肺炎可发生于任何年龄，但以中年妇女最为常见。发病之初的主要症状包括干咳、咳黏痰、气短、体重下降、发热、盗汗，偶有咳血、贫血，也可见淋巴结肿大、肝大。如果不治疗，上述症状可持续数周至数月，约50%患者合并哮喘且多为新近发生者。该病同急性嗜酸性粒细胞性肺炎一样主要累及肺脏，肺外脏器少有受累。

（3）辅助检查：可见红细胞沉降率加快、偶有贫血，多数患者血清IgE升高，痰中嗜酸性粒细胞增多，呼出气一氧化氮检测呈阳性。胸部X线片、CT表现为肺周边实变影，呈肺水肿负片样X线表现（又称为肺水肿反转征），有时伴有肺门淋巴结肿大。该病发作期支气管肺泡灌洗液中嗜酸性粒细胞比例增多，≥25%，甚至高达40%以上，经治疗后可恢复至正常。支气管肺泡灌洗液中IL-5、IL-10水平显著升高。对于部分难以确诊的患者可以选择支气管镜肺活检、胸腔镜肺活检、开胸肺活检以协助诊断，肺组织中可查见嗜酸性粒细胞、巨噬细胞、多核巨细胞浸润肺间质及肺泡，可查见嗜酸性粒细胞特有成分夏科-莱登结晶。

（4）治疗：糖皮质激素如泼尼松口服，$30 \sim 60\text{mg/d}$，可快速改善CT肺部病灶表现，大多数患者数周内可恢复正常。之后需要逐渐减少激素用量。该病停用激素后容易复发，但复发并不代表治疗失败，需要门诊随诊观察定期复查CT。

3. 变应性支气管肺曲霉病（ABPA）

参见第十二章变应性支气管肺曲霉病。

4. 嗜酸性肉芽肿性多血管炎

嗜酸性肉芽肿性多血管炎（eosinophilic granulomatosis with polyangitis，EGPA）是一种可以累及全身多个系统的少见的自身免疫病，主要为外周血和组织中嗜酸性粒细胞增多浸润及中小血管的坏死性肉芽肿性炎，属于抗中性粒细胞质抗体（ANCA）相关性血管炎。EGPA最早且最易累及呼吸道和肺脏，绝大多数首发症状为喘息样发作和鼻-鼻窦炎症状，常首诊于呼吸内科，且常误诊为难治性支气管哮喘。随着病情进展，全身多系统均可受累造成不可逆的器官损害。主要累及中、小动脉和静脉，典型表现为重度哮喘、肺与肺外脏器中小动静脉炎以及坏死性肉芽肿和外周血嗜酸性粒细胞数增高三联征。抗原抗体免疫复合物导致坏死性血管炎。

（1）临床表现：绝大多数患者存在哮喘或者变应性鼻炎，该病可累及鼻窦、肺、皮肤、神经系统、心脏、胃肠道、肾脏等多个器官。目前认为该病的发病机制为ANCA介导的血管壁损伤和嗜酸性粒细胞浸润。其中ANCA介导的器官损伤以肾脏为主，也可出现周围神经病变、紫癜、肺泡出血、鼻窦炎；而嗜酸性粒细胞介导的损伤以肺部受累为主，也可出现心包炎、心肌病、胸腔积液、发热。EGPA自然病程分为前驱期、组织嗜酸性粒细胞浸润期、血管炎期。

（2）辅助检查：血常规检查可发现嗜酸性粒细胞计数及比例升高，计数一般高于1.5×10^9/L或大于白细胞计数的10%，嗜酸性粒细胞的增多可出现在病程的任何阶段，其数目与组织浸润的程度并不一定同步，肺泡灌洗液中嗜酸性粒细胞比例可高达25%及以上。约50%的EGPA患者ANCA阳性，但ANCA阴性时不能排除EGPA的可能。EGPA血管炎期血清IgE及IgG特征性升高，但需要与其他IgE及IgG升高性疾病相鉴别，如变应性支气管肺曲霉病、结缔组织病、恶性肿瘤，血管炎反复发作时IgE及IgG可持续升高。红细胞沉降率、CRP升高，类风湿因子阳性、补体升高、γ球蛋白升高、α球蛋白升高。尿常规出现血尿、蛋白尿、管型尿、白细胞尿。CT有鼻窦炎表现，肺部出现一过性或游走性浸润影（与哮喘相鉴别依据之一）。磁共振检查可用于心脏、血管系统、肝脏、肾脏检查。组织病理学检查可发现典型的肉芽肿和坏死性病变，坏死灶内见嗜酸性粒细胞、嗜酸性粒细胞坏死碎片、夏科-莱登结晶，周围有类上皮细胞和多形核巨细胞形成的肉芽肿；血管炎期时可见小、中血管管壁纤维素性坏死甚至形成血栓，有嗜酸性粒细胞和淋巴细胞浸润。肺功能检查EGPA可出现与哮喘类似的可逆性阻塞性气流受限和气道高反应性。心脏超声检查。呼出气一氧化氮检测大于50ppb提示对激素治疗反应较好。消化道内镜检查可用于检查可疑消化道受累。

（3）诊断标准：符合以下几条中4条或以上者可诊断嗜酸性肉芽肿性多血管炎。

① 哮喘样症状（喘息、咳嗽、胸闷、呼吸困难）或喘息发作。

② 血嗜酸性粒细胞增多（≥10%或绝对值≥1.5×10^9/L）。

③ 单发或多发神经病变。

④ 非固定性肺浸润。

⑤ 鼻窦炎。

⑥ 血管外嗜酸性粒细胞浸润。

嗜酸性肉芽肿性多血管炎可分为局限型和全身型，仅有肺部和呼吸系统受累的为局限型，出现至少两个脏器受累的为全身型，需要注意的是局限型可以转化为全身型。

（4）治疗：总体治疗分为诱导缓解阶段和维持治疗阶段。其中诱导缓解治疗方案主要用药为糖皮质激素及免疫抑制剂（如环磷酰胺），诱导缓解治疗的疗程目前尚没有定论；病情达到缓解后推荐维持治疗（如硫唑嘌呤或甲氨蝶呤），但具体疗程也没有定论。其他治疗包括美泊利单抗、利妥昔单抗、奥马珠单抗、哮喘治疗用药、血浆置换、人免疫球蛋白、α干扰素、注射流感疫苗及肺炎疫苗等。

5. 寄生虫感染

寄生虫感染导致的嗜酸性粒细胞性肺病具有一定的地域性，如热带肺嗜酸性粒细胞增多症在印度、非洲、东南亚、南美等地常见，注意询问患者有无本病高发区的旅居史，同时注意患者粪便、血液、体液寄生虫相关检查。

Loffler综合征（Loffler's syndrome）是一个以轻度呼吸道症状，周围血嗜酸性粒细胞增多和暂时的游走性肺浸润为特点的临床综合征，又称为单纯性肺嗜酸性粒细胞增多症，本病主要与寄生虫感染和药物过敏有关。

寄生虫感染以蛔虫最为多见，多发生在感染后2周，此外还有绦虫、钩虫、阿米巴、日本血吸虫、鞭虫、肺吸虫、丝虫等。其中热带肺嗜酸性粒细胞增多症主要与丝虫感染有关。蛔虫引起的本病出现在蛔虫幼虫进入肺的迁移阶段，但其发病并不是寄生虫直接毒性作用所致，而是与寄生虫引起的过敏反应（Ⅰ型变态反应）有关，Ⅲ型变态反应也可参与。

寄生虫感染性疾病患者周围血嗜酸性粒细胞数明显

升高，可高达（5～6）×10^9/L，由于部分种类寄生虫存在幼虫迁徙至肺部的过程，如蛔虫、班氏线虫感染者支气管肺泡灌洗液细胞计数会出现嗜酸性粒细胞比例较正常人大幅度提升，甚至高达50%。对于蠕虫类寄生虫感染性疾病，嗜酸性粒细胞可黏附在寄生虫表面，将氧化代谢产物、蛋白酶、阳离子多肽输送到这些微生物表面，以产生缓慢但确切的细胞毒作用。在治疗方面以驱虫治疗为主并给予适当对症治疗。

6.药物及化学制剂反应

已知达托霉素、卡托普利、粒细胞-巨噬细胞集落刺激因子、布洛芬、白介素-2、甲氨蝶呤、米诺环素、青霉素、四环素、L-色氨酸、柳氮磺吡啶、菜籽油、对氨基水杨酸、阿司匹林、青霉素、各种磺胺制剂、呋喃妥因、异烟肼、链霉素、噻嗪类利尿剂等，可以引起嗜酸性粒细胞肺浸润，导致呼吸困难、干咳、发热（典型为低热）、水肿、周围血嗜酸性粒细胞增多等表现。这些症状可发生在首次接触后，但大多发生在数次接触后，并需要同时关注患者肝功能变化。其中嗜酸性粒细胞增多-肌痛综合征是目前已知最严重的与药物及化学制剂有关的嗜酸性肺部疾病。识别并迅速停用致病药物是主要治疗方法，给予适当抗过敏对症治疗，监测生命体征。

7.原发性嗜酸性粒细胞增多综合征

原发性嗜酸性粒细胞增多综合征指外周血嗜酸性粒细胞增多，伴嗜酸性粒细胞介导的器官损伤或功能障碍，但同时又排除了其他潜在病因。

1969年Harding及Anderson二位学者对嗜酸性粒细胞增多综合征进行详细论述，Fauci等学者于1982年对该病进行综述并提出了目前广为接受的诊断标准。

① 至少两次外周血嗜酸性粒细胞增多并 $> 1.5 \times 10^9/L$，或者有明显的组织中嗜酸性粒细胞增多并伴有症状和显著的外周血嗜酸性粒细胞增多。

② 排除继发性嗜酸性粒细胞增多症的疾病，如寄生虫和病毒感染、过敏性疾病、药物或化学物引起、肾上腺功能低下、肿瘤等。

当发现部分患者组织损伤和组织病理改变类似嗜酸性粒细胞增多综合征，但达不到嗜酸性粒细胞增多综合征的诊断指标时，也应开始治疗，防止发生不可逆的组织损伤。

（1）临床症状：该病多累及包括肺脏在内的多个脏器，出现相应系统器官功能障碍表现，属于系统性疾病的范畴。常见症状有发热、食欲减退、乏力、体重下降及受损器官、系统的症状。约半数患者肺部受累及出现咳嗽等症状，大部分患者心脏受累，出现血栓性疾病，表现为心律失常、心力衰竭、心脏瓣膜功能障碍、血栓等，血栓栓塞或血管炎可产生局灶性神经功能障碍。患者中有25%～50%具有皮肤受累表现，皮疹为多样性。

（2）辅助检查：肺脏损伤相关检查如胸部CT可发现肺实质受累甚至出现胸腔积液。心脏损伤相关检查如心电图、超声心动图、肌钙蛋白检查。血中嗜酸性粒细胞明显增多，血涂片检查可发现嗜酸性粒细胞阳离子蛋白增多、空泡形成增加。骨髓中嗜酸性粒细胞明显增多。病理检查可发现组织大量嗜酸性粒细胞浸润，对于伴有皮肤受累的患者应该进行皮肤活检病理检查，皮肤活检相对创伤少，病理诊断率高。怀疑出现肌肉受累及可选择肌电图、肌炎抗体谱和（或）肌肉活检。

（3）治疗：该病的治疗目的是降低血液或组织中嗜酸性粒细胞计数和减轻嗜酸性粒细胞介导的器官功能受损，一般以重要器官受累和功能障碍作为主要治疗指征。由于外周血嗜酸性粒细胞绝对计数不一定与器官受损成正比，有些患者外周血嗜酸性粒细胞长期＞$1.5×10^9$/L，而无组织损伤的证据，此时是否需要积极药物治疗尚有争议。而且该病治疗方案尚不确定，预后与是否发生嗜酸性粒细胞浸润导致的器官功能障碍有关。

目前可供参考的药物治疗方案包括：

一线治疗首选泼尼松，1mg/(kg·d) 口服，1～2周后逐渐缓慢减量，2～3个月减量至最少维持剂量。若减量过程中病情反复，至少应恢复至减量前用药量。完全和部分缓解率为65%～85%。治疗1个月后如果嗜酸性粒细胞绝对计数仍然＞$1.5×10^9$/L或最低维持剂量＞10mg/d，则应改用二线治疗。

二线治疗药物选择包括：伊马替尼；干扰素；环孢素A；硫唑嘌呤；羟基脲；单克隆抗体如美泊丽单抗（Mepolizumab）、瑞替珠单抗（Reslizumab）、阿伦单抗（Alemtuzumab）；造血干细胞移植等。

8.间质性肺疾病（肺间质纤维化、结缔组织病相关肺损害）

临床上将特发性肺纤维化归为中性粒细胞型肺泡炎，强调了中性粒细胞在特发性肺纤维化中的作用。但是嗜酸性粒细胞在间质性肺疾病发病中所起的作用日益受到关注，一些研究发现嗜酸性粒细胞的激活及其释放的嗜酸性粒细胞阳离子蛋白是引起肺间质纤维化的重要因素。有报道特发性肺间质纤维化患者支气管-肺泡上皮破坏的程度与中性粒细胞和嗜酸性粒细胞肺浸润程度相关，嗜酸性粒细胞提取物可以刺激纤维母细胞增殖，嗜酸性粒细胞可能通过释放嗜酸性粒细胞阳离子蛋白及其他细胞毒性产物引起支气管-肺泡上皮损伤和导致肺间质纤维化。

对于结缔组织病相关肺损害的患者需要积极治疗原发病，对于特发性肺间质纤维化患者则需要结合CT表现评估肺部炎症分期后决定是否应用糖皮质激素治疗，早期肺部以渗出性病变为主较适合应用糖皮质激素治疗，反之以纤维化性改变为主时激素治疗效果差。

9.急性嗜酸性粒细胞性肺炎

（1）病因：该病病因不明，多数与吸烟、吸入粉尘、不明抗原所致的过敏反应有关，可发生于任何年龄，无性别差别。

（2）临床症状：急性发病，出现发热、干咳、呼吸困难等表现，可持续数小时至数天，可以出现高热、肌痛、严重低氧血症，白细胞升高，部分患者血中嗜酸性粒细胞增多。该病主要累及肺脏，肺外脏器少有受累。

（3）辅助检查：CT可发现弥漫性肺实质浸润影、胸腔积液、无淋巴结肿大，肺部浸润影通常不仅仅局限于肺的周边，这些影像特点与慢性嗜酸性粒细胞性肺炎不同。肺功能提示限制性通气功能障碍，弥散功能受损，无阻塞性通气功能障碍。支气管肺泡灌洗液中含有大量嗜酸性粒细胞，灌洗液中IL-5及黏附分子升高。肺组织病理检查可见组织中含有大量单核细胞尤其是嗜酸性粒细胞浸润，透明膜形成，弥漫性肺泡损伤，类似于ARDS病理表现。适当治疗上述异常可恢复正常。实验室检查外周血嗜酸性粒细胞升高特别明显（$> 1 \times 10^9$/L），但初期血嗜酸性粒细胞最初可以不明显升高。

（4）诊断标准

① 急性发热、干咳、呼吸困难等呼吸道症状。

② 重度低氧血症。

③ X线或CT表现为双肺弥漫性浸润。

④ 支气管肺泡灌洗液中嗜酸性粒细胞成分≥25%。

⑤ 排除寄生虫、真菌及其他病原体所致的肺部感染。

⑥ 排除药物反应所致。

⑦ 应用糖皮质激素后很快痊愈。

⑧ 停用糖皮质激素后不复发。

（5）治疗：主要使用吸氧或机械通气支持治疗，在没有病原学结果之前，可经验性抗感染结合全身性糖皮质激素治疗，一旦诊断明确，用静脉或口服糖皮质激素后可快速改善临床症状。治疗急性嗜酸性粒细胞性肺炎常需要使用较大剂量糖皮质激素，如甲泼尼龙 60 ～ 125mg，每 6h 1 次，持续应用 24 ～ 48h。因为确诊急性嗜酸性粒细胞性肺炎需要排除感染性疾病，治疗需要大剂量激素，因此在准备使用糖皮质激素治疗前，需要行支气管肺泡灌洗或肺组织活检以明确诊断。必要时使用机械通气治疗，在呼吸衰竭得到纠正后 2 ～ 4 周内逐渐减少激素用量，随诊复查 CT，最终停用。

需要注意的是急性嗜酸性粒细胞性肺炎一旦确诊需要立即救治，偶见可自行痊愈的报道，单纯的急性嗜酸性粒细胞性肺炎在有效糖皮质激素治疗后极少复发，如果出现后期复发，应考虑是否合并其他疾病如慢性嗜酸性粒细胞性肺炎或其他嗜酸性粒细胞性肺部疾病。

10.肿瘤性疾病

某些肿瘤性疾病可出现外周血嗜酸性粒细胞增高同时伴随肺部受累，如实体瘤、淋巴瘤、白血病、骨髓增生异常等。可能与肿瘤细胞过度分泌促进嗜酸性粒细胞生成的细胞因子如IL-3、GM-CSF、IL-5或直接呈现嗜酸性粒细胞异常恶性克隆性增殖有关。当接诊临床怀疑此类患者时，需注意患者的家族遗传背景、肿瘤史及血液系统疾病史，诊疗过程中需要特别注意的是外周血的嗜酸性粒细胞计数和各靶器官的嗜酸性粒细胞浸润以及因此导致的损害程度可以是不平行的。

血液和淋巴组织肿瘤2008 WHO分类，强调了 *PDGFR-A*、*PDGFR-B* 和 *FGFR-1* 这三种基因在原发性嗜酸性粒细胞增多症发病机制中的重要作用，将原来的特发性嗜酸性粒细胞增多症和慢性嗜酸性粒细胞白血病重新细分为三大类：① 特发性嗜酸性粒细胞增多症；② 非特指的慢性嗜酸性粒细胞白血病；③ 嗜酸性粒细胞增多伴有PDGFR-A、PDGFR-B及FGFR-1异常的髓系或淋系肿瘤。

对于肿瘤性疾病重在积极治疗原发病，并给予对症治疗，兼顾治疗器官功能损害，如果有嗜酸性粒细胞增多相关的器官受损和功能障碍，可同时给予糖皮质激素如泼尼松治疗。

11.嗜酸性粒细胞性支气管炎

该病以慢性咳嗽、呼吸困难为主要表现，血常规及支气管肺泡灌洗液（BALF）中嗜酸性粒细胞计数增高，CT检查示双肺小气道病变，出现弥漫的小叶中心结节、广泛的细支气管管壁增厚。肺功能检查提示小气道病变特点，但不符合哮喘特点。呼出气一氧化氮（FeNO）检测筛查慢性咳嗽相关嗜酸性粒细胞性气道炎症的敏感度不高，约40%的痰嗜酸性粒细胞增高的患者FeNO水平正常，FeNO检测诊断嗜酸性粒细胞性支气管炎的敏感性较低。

嗜酸性粒细胞性支气管炎对糖皮质激素治疗反应良好，首选吸入性糖皮质激素治疗，持续应用8周以上，初期治疗可联合短期口服糖皮质激素。

12.胸水嗜酸性粒细胞增多症

该病是一组疾病的统称，特点是胸水中嗜酸性粒细胞比例≥10%，胸水多为渗出性，可伴或不伴血嗜酸性粒细胞增多。胸水嗜酸性粒细胞增多症可单发于胸腔或者是其他嗜酸性粒细胞增多相关肺病的胸膜腔受累，因此病因鉴别诊断尤为重要。

临床表现主要为胸痛、呼吸困难、咳嗽、发热或其他原发病症状，因病因不同而各有差异。需要与以下疾病鉴别：寄生虫感染、药物或特殊物质接触、恶性嗜酸性粒细胞性胸腔积液、气胸、血胸、肺栓塞继发胸腔积液、结核性胸膜炎、其他感染性疾病所致胸膜受累、风湿性疾病伴发胸腔积液、心肝肾胰等基础疾病所致胸腔积液、良性石棉性胸腔积液等。对于无其他疾病相关证据的患者可排除性诊断为特发性胸水嗜酸性粒细胞增多症。治疗主要包括对症引流治疗和原发病治疗。

13. 药物导致的嗜酸性粒细胞增多相关性肺病

药疹伴嗜酸性粒细胞增多和系统症状临床综合征（drug rash with eosinophilia and systemic symptoms, DRESS）是一种严重药物不良反应，表现为发热、皮疹、血嗜酸性粒细胞增多、淋巴结肿大，可以累及肺、肝、肾等多器官。确诊的关键是相关用药史与临床表现的时序性以及外周血嗜酸性粒细胞计数，停用相应药物后症状可缓解，病情严重者可短期使用糖皮质激素，该病对全身使用糖皮质激素反应良好。

14. 放疗后继发嗜酸性粒细胞增多相关性肺病

该病可出现在恶性肿瘤患者放疗结束之后 3～5 个月，多发生于既往有哮喘或过敏史的患者，CT 显示肺部阴影呈现游走性特点，口服糖皮质激素疗效好。

第十七章　成人阻塞性睡眠呼吸暂停

一、疾病诊疗要点

1. 定义

阻塞性睡眠呼吸暂停（obstructive sleep apnea，OSA），又称阻塞性睡眠呼吸暂停低通气综合征（obstructive sleep apnea hypopnea syndrome，OSAHS），是指患者在睡眠过程中反复出现呼吸暂停和低通气。

2. OSA相关术语

睡眠呼吸事件： 阻塞性呼吸暂停（obstructive apnea，OA）、中枢性呼吸暂停（central apnea，CA）、混合性呼吸暂停（mixed apnea，MA）、低通气（hypopnea）、微觉醒等。

呼吸暂停低通气指数(apnea hypopnea index, AHI)： 睡眠中平均每小时呼吸暂停与低通气的次数之和。

成人OSA定义： 在成人中，OSA定义为每夜7h睡眠过程中呼吸暂停及低通气反复发作30次以上，或AHI≥5次/h。呼吸暂停事件以阻塞性事件为主，伴打鼾、睡眠呼吸暂停、白天嗜睡等症状。

3.睡眠呼吸暂停分类

阻塞性睡眠呼吸暂停、中枢性睡眠呼吸暂停、混合性睡眠呼吸暂停。

4.病因

① 肥胖：体重指数（BMI）超过标准值的20%，即BMI ≥ 28kg/m²。

② 上气道解剖异常：包括鼻腔阻塞、Ⅱ度以上扁桃体肥大、软腭松弛、悬雍垂过长或过粗、咽腔狭窄、咽部肿瘤、咽腔黏膜肥厚、舌体肥大、舌根后坠、下颌后缩及小颌畸形、颈短等。

③ 长期吸烟、大量饮酒和/或服用镇静、催眠药或肌肉松弛类药物。

④ 年龄：随年龄增长患病率增加；女性绝经期后较绝经前患病率增多。

⑤ 性别：女性绝经前发病率显著低于男性，绝经后与男性无显著差异。

⑥ 有OSA家族史。

⑦ 其他相关疾病：包括甲状腺功能减退症、肢端肥大症、心功能不全、脑卒中、胃食管反流病、神经-肌肉疾病等。

5. 发病机制

在 OSA 患者中，睡眠时上气道扩张肌的气道扩张作用不足以将上气道局部打开，难以避免上气道狭窄或者闭塞，这是导致气道阻塞的主要的原因。患者由于反复的低氧刺激、交感神经兴奋，会出现全身炎症反应、氧化应激增加，这可能与 OSA 并发高血压、心血管疾病的机制有关。

6. 临床表现

症状：打鼾，鼾声大且不规律，睡眠过程中有窒息感甚至憋醒，睡眠结构紊乱片段化，夜尿多、睡眠行为异常，晨起头痛、口干、咽喉部不适，日间嗜睡、乏力、记忆力下降，严重者出现心理、智力、行为异常。

体征：可见咽腔狭小、舌体肥大、扁桃体肥大、下颌短小、颈部粗短、超重或肥胖。

7. 辅助检查

多导睡眠监测可记录睡眠过程中呼吸暂停、低通气、微觉醒呼吸事件次数，用以临床分析其严重程度。

睡眠呼吸监测：整夜多导睡眠监测（PSG）是诊断 OSA 的标准手段，包括脑电图，多采用 C4A1、C3A2、O1A2 和 O2A1 导联；二导眼电图（EOG）；下颌颏肌电图（EMG）；心电图；口、鼻呼吸气流和胸腹呼吸运动；SpO_2监测；体位；鼾声；胫前肌肌电图等。正规监测一般需要整夜≥7h的睡眠。

睡眠呼吸监测适应证：

① 临床上其他症状或体征支持患有OSA，如难以解释的白天嗜睡或疲劳，临床上怀疑为OSA。

② 难以解释的白天低氧血症或红细胞增多症。

③ 疑有肥胖低通气综合征。

④ 难治性高血压。

⑤ 原因不明的心律失常、夜间心绞痛。

⑥ 慢性心功能不全。

⑦ 顽固性难治性糖尿病及胰岛素抵抗。

⑧ 脑卒中、癫痫、阿尔茨海默病及认知功能障碍。

⑨ 性功能障碍。

⑩ 晨起口干或顽固性慢性干咳。

⑪ 监测患者夜间睡眠时低氧程度，为氧疗提供客观依据。

⑫ 评价各种治疗手段对OSA的治疗效果。

⑬ 鉴别诊断其他睡眠障碍性疾病。

8.诊断标准

符合条件（1）+（2）或者只符合条件（3）可以诊

断成人OSA。

（1）出现以下≥1项症状：

① 白天嗜睡、醒后精力未恢复、疲劳或失眠。

② 夜间因憋气、喘息或窒息而醒。

③ 习惯性打鼾、呼吸中断。

④ 高血压、冠心病、脑卒中、心力衰竭、心房颤动、2型糖尿病、情绪障碍、认知障碍。

（2）多导睡眠监测（polysomnography，PSG）或便携式诊断仪：AHI≥5次/h，以阻塞性事件为主。

（3）无上述症状，PSG或PM监测：AHI≥15次/h，以阻塞性事件为主。

9.鉴别诊断

① 单纯鼾症。

② 肥胖低通气综合征。

③ 神经肌肉疾病相关的睡眠低通气。

④ 中枢性睡眠呼吸暂停。

⑤ 引起白天嗜睡的疾病，如发作性睡病、不宁腿综合征和周期性腿动。

⑥ 引起夜间呼吸困难的疾病，如夜间惊恐发作、胃食管反流、支气管哮喘、充血性心力衰竭和夜间心

绞痛发作等。

10.治疗

OSA是一种慢性疾病，应进行长期、多学科的治疗管理。治疗策略包括内科治疗、行为治疗和外科治疗。

治疗目标：解除睡眠呼吸暂停，纠正睡眠期低氧，改善睡眠结构，提高睡眠质量和生命质量，降低OSA并发症的发生率和病死率。

治疗方案：危险因素控制；病因治疗；体位治疗；无创气道正压通气治疗；口腔矫治器；外科治疗（如扁桃体切除、鼻息肉切除、鼻甲肥大切除）；药物治疗；合并症及并发症的治疗。

◆ 知识补充 ◆

无创正压通气治疗是目前睡眠呼吸暂停疾病的主流治疗方法，其治疗效果较好主要表现在两个方面：① 呼吸暂停低通气得到纠正；② 呼吸暂停相关并发症及合并症得到良好控制。下列表现提示无创正压通气治疗睡眠呼吸暂停效果较好：

① 夜间打鼾、呼吸暂停消失，无憋醒。

② 白天嗜睡、乏力明显改善。

③ 高血压状态控制良好。

④ 糖尿病胰岛素抵抗减轻，血糖控制良好。

⑤ 心律失常控制稳定。

11.疾病管理

目前不建议在无症状的普通人群中进行OSA筛查。但不明原因的白天嗜睡、难治性高血压患者以及具有OSA危险因素的患者应进行OSA疾病筛查。

分级预防：一级预防，针对打鼾者进行戒烟、戒酒、体重管理、睡眠卫生教育等。二级预防，针对OSA高危人群，早发现、早诊断、早治疗，防止OSA发展为中重度。三级预防（康复、护理及出院后随访），对于确诊的OSA患者，要积极治疗，减少疾病带来的不良作用，预防并发症，提高患者生命质量和劳动能力。

健康教育：使患者了解OSA的发病机制和危害，增强战胜疾病的信心。积极减肥、戒烟酒、调整睡姿、避免滥用镇静催眠药物等，强调健康生活方式对于治疗疾病的重要性。指导有条件的患者学会使用并坚持呼吸机治疗。

二、诊疗思维导图

1. OSA 的诊断见图 17-1。

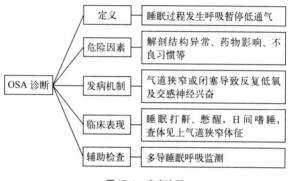

图 17-1　疾病诊断

2. OSA 的病情评估见图 17-2。

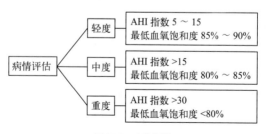

图 17-2　病情评估

3. OSA 的治疗见图 17-3。

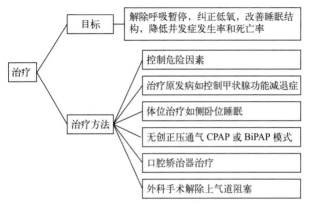

图 17-3 疾病治疗

第十八章　呼吸衰竭

一、疾病诊疗要点

1.定义

呼吸衰竭（respiratory failure）是指各种原因引起的肺通气和（或）换气功能严重障碍，使静息状态下亦不能维持足够的气体交换，导致低氧血症伴（或不伴）高碳酸血症，进而引起一系列病理生理改变和相应临床表现的综合征。

2.分类

（1）按照动脉血气分类

① Ⅰ型呼吸衰竭：低氧性呼吸衰竭，血气分析特点是 $PaO_2 < 60mmHg$，$PaCO_2$ 降低或正常。主要见于肺换气功能障碍（通气/血流比例失调、弥散功能损害、肺动-静脉分流等），如严重肺部感染性疾病、间质性肺疾病、急性肺栓塞等。

② Ⅱ型呼吸衰竭：高碳酸血症型呼吸衰竭，血气分

析特点是$PaO_2 < 60mmHg$同时伴有$PaCO_2 > 50mmHg$。系肺泡通气不足所致。单纯通气不足，低氧血症和高碳酸血症的程度是平行的，若伴有换气功能障碍，则低氧血症更为严重，如慢阻肺。

（2）按照发病急缓分类：可分为急性呼吸衰竭、慢性呼吸衰竭。

（3）按照发病机制分类：可分为通气性呼吸衰竭和换气性呼吸衰竭，也可分为泵衰竭（pump failure）和肺衰竭（lung failure）。

需要注意的是根据动脉血氧分压年龄预计公式$PaO_2=100mmHg-(0.33 \times 年龄) \pm 5mmHg$，倘若患者不吸氧状态下血气分析提示氧分压低于正常生理状态，但却大于$60mmHg$且二氧化碳分压正常，则诊断为低氧血症，低氧血症患者同样需要适当氧疗。

驱动或调控呼吸运动的中枢神经系统、外周神经系统、神经肌肉组织（包括神经-肌肉接头和呼吸肌）以及胸廓统称为呼吸泵，这些部位的功能障碍引起的呼吸衰竭称为泵衰竭。通常泵衰竭主要引起通气功能障碍，表现为Ⅱ型呼吸衰竭。气道阻塞、肺组织和肺血管病变造成的呼吸衰竭称为肺衰竭。肺实质和肺血管病变常引起换气功能障碍，表现为Ⅰ型呼吸衰竭，而严重的气道阻塞性疾病（如慢阻肺）影响通气功能，造成Ⅱ型呼吸衰竭。

3. 病因

完整的呼吸过程由相互衔接且同时进行的外呼吸、气体运输和内呼吸三个环节组成。参与外呼吸（即肺通气和肺换气）的以下任何一个环节的严重病变都可导致呼吸衰竭。包括气道阻塞性病变；肺组织病变；肺血管疾病；心脏疾病；胸廓与胸膜病变；神经肌肉疾病等。

4. 发病机制

呼吸衰竭与肺泡通气不足、肺泡膜气体弥散障碍、通气/血流比例失调、肺内动静脉解剖分流增加、氧耗量增加等因素有关。

◆ 知识补充 ◆

正常情况下肺通气血流比例约为0.8，O_2的弥散能力仅为CO_2的1/20，所以机体对缺氧代偿能力较差，而二氧化碳更容易自由进出机体。二氧化碳是呼吸中枢最有力的兴奋剂，低氧血症对呼吸中枢的刺激远小于CO_2潴留。

5.临床表现

呼吸困难、发绀、头痛、定向力障碍等多脏器多系统功能异常表现。

发绀：是缺氧的典型表现，是血液中去氧血红蛋白增多所致皮肤黏膜呈青紫的现象。当动脉血氧饱和度低于90%时，可在口唇、指甲等处出现发绀。因发绀的程度与还原型血红蛋白含量相关，通常毛细血管血液中去氧血红蛋白超过50g/L就可形成发绀。所以当缺氧时，红细胞增多者发绀更明显，而贫血者则不明显或不出现发绀。

肺性脑病：由于缺氧和二氧化碳潴留导致的患者神经精神异常称为肺性脑病。脑组织的耗氧量很大，约占全身耗氧量的1/5～1/4。大脑皮质的神经元细胞对缺氧最为敏感，通常完全停止供氧4～5min即可引起不可逆性脑损害。低氧对中枢神经系统影响的程度与缺氧发生的速度和程度有关。当PaO_2降至60mmHg时，可出现注意力不集中、智力和视力轻度减退；CO_2潴留使脑脊液H^+浓度增加，影响脑细胞代谢，轻度的CO_2增加，对皮质下层刺激加强，可间接引起皮质兴奋。CO_2过多潴留则可引起头痛、头晕、烦躁不安、言语不清、精神错乱、扑翼样震颤、嗜睡、昏迷、抽搐和呼吸抑制等表现，这种由缺氧和CO_2潴留所致的神经精神障碍综合征称为肺性脑病，又称CO_2麻醉。缺氧和CO_2潴留均会使脑血管扩张、血流阻力降低、血流量增加以代偿脑缺氧。缺氧和酸中毒能损伤血管内皮细胞使其通透性增高，导致脑间质水肿，缺氧使细胞ATP生成减少，造成Na^+-K^+泵功能障碍，造成脑细胞水肿。

6.辅助检查

（1）动脉血气分析检查：判断呼吸衰竭和酸碱失衡的严重程度，由于血气结果会受年龄、海拔高度、氧疗等多种因素影响，分析患者氧合功能时需要结合临床并进行校正。

所在地海拔超过1000米时，需要对氧合指数（动脉血压分压/吸入氧气浓度，PaO_2/FiO_2）进行校正，即氧合指数=（PaO_2/FiO_2）×（760/所在地大气压mmHg）。

（2）胸部影像学检查：X线胸片、CT、超声、血管造影。

（3）肺功能检查：由于急性呼吸衰竭患者无法配合检查，主要适用于呼吸衰竭病情稳定期的患者评估肺功能状态及功能判断通气功能障碍的性质（阻塞性、限制性或混合性）及是否合并换气功能障碍。

（4）纤维支气管镜检查：便于直接观察气道内膜病变，便于局部取标本化验以提高诊断的可靠性，如肺泡灌洗技术。

7.诊断标准

呼吸衰竭临床表现缺乏特异性，明确诊断有赖于动脉血气分析。在海平面、静息状态、呼吸空气条件下，动脉血氧分压（PaO_2）＜60mmHg伴或不伴二氧化碳分压（$PaCO_2$）＞50mmHg，可诊断为呼吸衰竭。

8.病情严重程度评估

（1）急性呼吸衰竭、慢性呼吸衰竭。

（2）Ⅰ型呼吸衰竭、Ⅱ型呼吸衰竭。

评估过程可参考急性呼吸窘迫综合征章节内容，通过计算氧合指数来大致评估缺氧程度。

9.治疗

（1）呼吸支持治疗

保持呼吸道畅通：对任何类型的呼吸衰竭，保持呼吸道通畅是最基本、最重要的治疗措施。气道不畅使呼吸阻力增加，呼吸功耗增多，会加重呼吸肌疲劳，气道阻塞致分泌物排出困难将加重感染，甚至发生窒息。保持气道通畅的主要方法：若患者昏迷，应使其处于仰卧位，头后仰，托起下颌并将口打开，清除气道内分泌物及异物。若以上方法不能奏效，必要时应建立人工气道。

人工气道的建立一般有三种方法：简便人工气道、气管插管、气管切开。简便人工气道主要有口咽通气道、鼻咽通气道和喉罩，在病情危重不具备插管条件时应用简便人工气道，待病情允许后再行气管插管或气管切开。气管内置管是重建呼吸通道最可靠的方法。

总之给呼吸衰竭的患者建立人工气道的目的主要包括：解除气道梗阻；及时清除气道分泌物防止误吸；及时实进行机械通气治疗。

吸氧治疗：包括普通鼻导管氧疗、面罩氧疗、经鼻高流量湿化氧疗。需要注意的是低氧 PaO_2（$<60mmHg$）可刺激颈动脉体和主动脉体的化学感受器（外周化学感受器），可反射性兴奋呼吸中枢，增强呼吸运动，但是低氧对呼吸中枢的直接作用则是抑制作用。轻度二

氧化碳增高会兴奋呼吸中枢，但是当出现二氧化碳潴留时尤其是当$PaCO_2 > 80mmHg$时，会对呼吸中枢产生抑制和麻醉效应。此时呼吸运动主要靠低PaO_2对外周化学感受器的刺激作用来维持。因此对Ⅱ型呼吸衰竭患者进行氧疗时，尤其是病情较重时，为了维护机体脏器功能不受缺氧损伤但又要同时兼顾维持呼吸中枢保有一定程度的兴奋性，需要选择能基本解除Ⅰ型呼吸衰竭状态所需要的最低氧流量，如果情况允许时，氧流量可进一步调低至$1 \sim 3L/min$。对于二氧化碳潴留较重的Ⅱ型呼吸衰竭的患者或慢性Ⅱ型呼吸衰竭的患者而言，如果吸入高浓度氧气，由于解除了低氧对外周化学感受器的刺激作用，可造成呼吸功能抑制，应注意避免。

普通鼻导管高流量氧疗时对局部鼻黏膜有刺激，氧流量不能大于7L/min，普通鼻导管高流量氧疗输出的是干冷的气体，会损伤呼吸道黏膜，因此氧流量不宜过高。

经鼻高流量湿化氧疗是一种新的呼吸支持技术，近些年来在临床得到广泛应用。该治疗设备主要包括空氧混合装置、湿化治疗仪、高流量鼻塞以及连接呼吸管路，主要给患者提供相对恒定的吸氧浓度（21% ～

100%）、温度（31～37℃）和湿度的高流量（8～80L/min）气体，通过鼻塞进行氧疗具有很好的舒适性，可大幅度改善患者的换气功能和部分改善通气功能，对单纯低氧性呼吸衰竭（Ⅰ型呼吸衰竭）患者具有积极的治疗作用。考虑经鼻高流量氧疗可在气道内产生一定程度呼气末正压，对部分低氧合并轻度高碳酸血症（Ⅱ型呼吸衰竭）患者可能也具有一定的治疗作用，但尚需要大样本的临床研究证实。

需要注意的是，在使用经鼻高流量湿化氧疗过程中，应尽量避免长时间使用较高浓度氧气，以免氧气损伤肺泡上皮细胞甚至造成患者氧中毒。在根据患者氧合情况调节参数时宜以调节气体流量为主，尽量使用较低的吸氧浓度。

经鼻高流量湿化氧疗相比于传统氧疗具有以下优势：

① 提供可准确调节浓度（21%～100%）的加压氧气。

② 产生生理死腔冲刷效应：经鼻高流量湿化氧疗（HFNC）通过为患者提供恒定的、可调节的高流速空氧混合气体，冲刷患者呼气末残留在鼻腔、口腔及咽部的解剖无效腔的气体，可明显减少患者下一次吸气时吸入的 CO_2 的含量。

③ 降低患者呼吸时气道阻力和呼吸功：鼻咽腔通过提供较大的表面积对吸入气体进行湿化和温化，但同时吸入气体之间的摩擦会对气流产生明显的阻力。HFNC可以提供满足患者吸气流速需求、恒温恒湿的高流量气体，患者在吸气时不需要用力吸气也不需要对吸入气体进行加温加湿，这样不仅降低吸气阻力，同时避免患者对吸入气体进行温化湿化所需的代谢消耗，减少患者的呼吸做功。而且与常规氧疗输出的低流量氧气方式相比，经鼻高流量湿化氧疗能提供符合或超过患者所需的吸气峰流速，减少了吸气时空气的稀释作用，使得吸入氧气的浓度不会受到患者的呼吸频率、吸气流速、呼吸形态等因素的影响，为患者提供精确稳定的吸氧浓度，有利于改善患者氧合。患者低氧状态得到改善，呼吸更舒适，自主用力呼吸减弱，加之呼气末正压作用，呼吸功会随之降低。

④ 维持呼吸道黏液-纤毛清除系统的廓清功能：经鼻高流量湿化氧疗主要提供相对精确的恒温和恒湿的高流量氧疗，因而能够更符合人体生理情况下呼吸道的气体温度及湿度，降低医用干冷气体对上下呼吸道黏液纤毛系统功能和黏膜的影响。与普通氧疗相比，

使用HFNC可以明显降低患者鼻、口、咽喉的干燥评分，有助于稀释痰液和排痰，修复和维持人呼吸道上皮细胞和纤毛的结构和功能，提高患者的舒适度，降低下呼吸道感染的发生概率。

⑤ 呼气末正压（PEEP）效应：经鼻高流量湿化氧疗通过输送高流速气体的方式，可以维持一定水平的PEEP，维持肺泡开放，有利于呼气末肺泡复张和气血交换。经鼻高流量湿化氧疗通过高流量产生的PEEP作用促进肺复张。有研究结果显示，HFNC流量每增加10L/min，患者咽腔PEEP就增加$0.5 \sim 1cmH_2O$。

经鼻高流量湿化氧疗的适应证：

① 重症肺炎、急性呼吸窘迫综合征等疾病引起的Ⅰ型呼吸衰竭。

② 有创机械通气撤机过渡状态。

③ 外科术后机械通气脱机过程。

④ 部分轻度Ⅱ型呼吸衰竭患者，使用过程中需要严密监测血气分析，以提高吸气流量为主，尽可能调低吸气氧浓度。

机械通气治疗：方法包括无创机械通气、有创机械通气、高频通气（高频喷射、高频振荡）、体外膜氧合等。

正压机械通气适应证：

① 通气功能障碍为主的疾病：阻塞性通气功能障碍（如慢阻肺急性加重、哮喘急性发作等）和限制性通气功能障碍（如神经肌肉疾病、间质性肺疾病、胸廓畸形等）。

② 换气功能障碍为主的疾病：如ARDS、重症肺炎等。

正压机械通气禁忌证： 随着机械通气技术的进步，现代机械通气已无绝对禁忌证，相对禁忌证仅为气胸及纵隔气肿未行引流者。

常用通气模式及参数： 控制通气适用于无自主呼吸或自主呼吸极微弱的患者，辅助通气模式适用于有一定自主呼吸但尚不能满足需要的患者。目前常用的通气模式包括控制通气（CMV）、辅助通气（AMV）、辅助-控制通气（A-CV）、同步间歇指令通气（SIMV）、压力调节容量控制通气（PRVC）、容量控制通气（VCV）、压力控制通气（PCV）、压力支持通气（PSV）、持续气道正压通气（cPAP）、双水平气道正压通气（BiPAP）等。

机械通气并发症：

① 呼吸机相关性肺损伤：包括气压-容积伤、剪切

伤和生物伤。

② 呼吸机相关性肺炎。

③ 对血流动力学的影响包括胸腔内压力升高导致心输出量减少，血压下降。

④ 气囊压迫导致插管局部血运障碍，发生气管-食管瘘。

◆ 知识补充 ◆

机械通气相关生物伤

有一种由机械伤引起肺内固有免疫反应水平上调形成的继发性损伤，称之为生物伤。相关研究发现，肺组织中某些细胞能感受到肺过度牵张引起的机械性刺激，并将这种刺激转化为生物化学信号，通过某些信号转导通路传入细胞内，导致肺内炎性细胞激活和炎症反应扩大。在生物伤的发病机制中，脂质过氧化反应、凋亡、自噬、三磷酸腺苷（ATP）等均参与其中，彼此可能存在因果关系，但哪一项是机械伤直接诱导所致尚不清楚。

（2）病因治疗：积极治疗原发病如慢性阻塞性肺疾病、重症哮喘、肺炎、流感等。

（3）一般支持治疗：包括营养支持、液体电解质支持、监测每24h液体出入量。

（4）其他重要脏器功能的监测与支持：监测生命体征（呼吸、脉搏、血压、体温曲线、血氧饱和度）变化，监测脏器功能，必要时行脏器功能人工支持治疗，如体外膜氧合、人工肾、人工肝等。

二、诊疗思维导图

1.呼吸衰竭的诊断见图18-1。

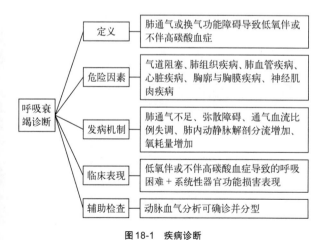

图18-1 疾病诊断

2.呼吸衰竭的病情评估见图18-2。

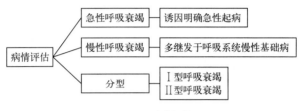

图 18-2　病情评估

3.呼吸衰竭的疾病治疗见图18-3。

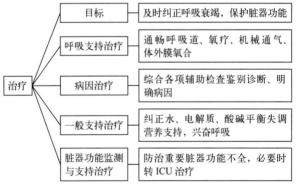

图 18-3　疾病治疗

第十九章　急性呼吸窘迫综合征

一、疾病诊疗要点

1.疾病概念

急性呼吸窘迫综合征（acute respiratory distress syndrome，ARDS）是指由各种肺内或肺外致病因素所导致的急性弥漫性肺损伤和进而发展成的急性呼吸衰竭。ARDS不是单纯的肺部疾病，而是可由多种前驱疾病作为诱因最终导致肺部弥漫性病变，该肺部疾病是有着共同病理生理、临床特征以及治疗策略的一组临床综合征，是多器官功能障碍综合征（muhiple organ dysfunction syndrome，MODS）的重要组成部分。

2.病因

多个学科的疾病可诱发ARDS，主要包括：

① 肺部因素（直接肺损伤因素）：严重肺部感染，胃内容物吸入，肺挫伤，吸入有毒气体，淹溺，氧中毒等。

② 肺外因素（间接肺损伤因素）：肺外部位严重感

染，急性重症胰腺炎，严重的非胸部创伤，大量输血，体外循环，弥散性血管内凝血（DIC）等。

肺源性与肺外源性ARDS的区别主要在于起始阶段损伤是先从肺泡上皮细胞开始，还是先从血管内皮细胞开始，而后则是殊途同归，都发展到肺间质出现病变的阶段，最终导致肺部气体/血流交换出现异常。

3. 发病机制

有些致病因素可以对肺泡造成直接损伤，但是ARDS的本质是多种炎症细胞（巨噬细胞、中性粒细胞、血管内皮细胞、血小板）及其释放的炎症介质和细胞因子间接介导的肺脏炎症反应。ARDS是全身炎症反应综合征（systemic inflammatory response syndrome，SIRS）的肺部表现。SIRS即指机体失控的自我持续放大和自我破坏的炎症瀑布反应；当发生SIRS时人体同时启动的一系列内源性抗炎介质和抗炎性内分泌激素引起抗炎反应称为代偿性抗炎症反应综合征（compensatory anti-inflammatory response syndrome，CARS），如果在疾病发展过程中SIRS和CARS平衡失调，会导致多器官功能障碍综合征（multiple organ dysfunction syndrome，MODS）。ARDS是MODS发生时最早受累或最常出现的脏器功能障碍表现，是肺组织对多种急性而严重的肺内和肺外源性损伤作出的损伤应答反应。

4.病理生理

既往研究发现ARDS肺部病理改变包括肺泡上皮细胞和血管内皮细胞损伤、肺泡出血水肿、肺泡塌陷、肺部毛细血管广泛微血栓形成，同时伴有透明膜形成。肺微血管通透性增加、肺泡腔渗出富含蛋白质的液体，进而导致肺水肿及透明膜形成。这些表现曾被认为是ARDS发病基础的弥漫性肺泡损伤（diffuse alveolar damage，DAD）的典型表现。但据目前研究发现，并非所有ARDS均有透明膜形成，也并非所有病例均出现上述肺部典型损伤表现，尸检结果显示有弥漫性肺泡损伤的不足50%，对诊断超过72h的重型ARDS患者的特异性也才达到60%。在不同的疾病发展阶段或在不同的ARDS病例，ARDS的肺部损伤可以呈现出不同的病理特点，比如某些病例以肺泡上皮损伤为主要表现，另外一些病例则以广泛性血管内皮损伤为主。

ARDS病理过程可分为三个阶段：渗出期、增生期和纤维化期。这种划分方法过于机械，其实这三个阶段在时间顺序上常重叠存在，某些ARDS患者疾病发生的第一周便已出现肺组织的纤维化。ARDS患者肺水肿和肺不张在肺内呈"不均一"分布，即在重力依赖区

（仰卧位时靠近背部的肺区）以肺水肿和肺不张为主，通气功能极差，而在非重力依赖区（仰卧位时靠近前胸壁的肺区）的肺泡通气功能基本正常。而且由于肺水肿和肺泡萎陷，使功能残气量和有效参与气体交换的肺泡数量减少，因而称ARDS患者的肺为"婴儿肺"或"小肺"。上述病理和肺形态改变可引起肺顺应性降低、肺内分流增加，造成顽固性低氧血症和呼吸窘迫。

由于肺容积减少、肺顺应性降低和严重通气血流比例失调，患者临床症状表现为呼吸窘迫及难治性低氧血症，肺部影像学则表现为双肺弥漫性渗出性改变。

◆ 知识补充 ◆

透明膜主要成分包括血浆蛋白、纤维素、细胞碎片、残余的表面活性物质。

5.诊断标准

根据ARDS柏林定义，满足如下4项条件可诊断ARDS：

① 有明确的诱因导致1周内出现的急性或进展性呼吸困难。

② 胸部X线平片/胸部CT显示双肺浸润影，不能完全用胸腔积液、肺叶/全肺不张和结节影解释。

③ 呼吸衰竭不能完全用心力衰竭和液体负荷过重解释。如果没有明确诱发ARDS的危险因素，需要用客观检查（如超声心动图）来鉴别排除是否存在心源性肺水肿，即静水压升高型肺水肿。

④ 低氧血症，计算氧合指数小于300可确立ARDS诊断，并可按严重程度分为轻度、中度和重度3级呼吸衰竭（表19-1）。因为血液氧合功能与吸氧浓度及氧分压呈正相关，当所在地海拔超过1000m时，需要考虑到氧分压降低对氧合指数的影响，需对PaO_2/FiO_2进行校正，氧合指数=（PaO_2/FiO_2）×（760/所在地大气压mmHg）。

表19-1　ARDS呼吸衰竭严重程度分级

严重程度	氧合指数
轻度	200mmHg＜PaO_2/FiO_2＜300mmHg
中度	100mmHg＜PaO_2/FiO_2＜200mmHg
重度	PaO_2/FiO_2＜100mmHg

◆ 知识补充 ◆

ARDS患者呼吸窘迫的发生机制包括低氧刺激颈动脉体、低氧刺激主动脉体、肺充血水肿刺激毛细血管旁J感受器。

6.鉴别诊断

ARDS需要与心源性肺水肿、大面积肺不张、大量胸腔积液、弥漫性肺泡出血等相鉴别。

◆ 知识补充 ◆

ARDS肺水肿

临床上可出现由ARDS诱导出的与急性左心衰相似的肺水肿，这种情况被称为急性肺源性心脏病（acute cor pulmonale，ACP），例如ARDS肺部病变先出现，患者出现呼吸衰竭，呼吸衰竭诱发心力衰竭，急性左心衰导致弥漫性肺水肿，肺水肿又加重ARDS。

7.治疗

（1）治疗原发病：目前认为感染、创伤后的全身炎症反应是导致ARDS的根本原因。内科或外科治疗手段积极治疗原发病，遏制其诱导的全身失控性炎症反应，是预防和治疗ALI/ARDS的必要措施。由于ARDS时期患者肺部广泛渗出性病变并成为微生物生长的天然培养基，有肺部感染征象时可以及早给予抗生素治疗，尤其当感染是ARDS的直接诱因时，如肺部感染或肺外感染，可以适当联合抗菌药物治疗以广谱覆盖可能的致病源尤其是耐药性微生物。

（2）呼吸支持治疗：包括氧疗（普通氧疗、经鼻高流量氧疗）、无创正压通气、有创机械通气、高频振荡通气、体外膜氧合技术。机械通气治疗可以纠正顽固性低氧血症，改善氧合，防止肺泡塌陷，减轻肺水肿程度，减轻呼吸肌疲劳。无创正压通气及经鼻高流量氧疗如果应用得当，可以减少患者气管插管进行有创机械通气的概率。高频振荡通气是一种独特的机械通气模式，它利用非传统的气体交换机制在相对较高的气道压力下以极低潮气量和极高频率进行通气，从理论上讲，高频振荡通气符合ARDS关于设置小潮气量的肺保护性通气策略。

关于ARDS患者的机械通气策略，ARDS要进行肺保护性通气策略，其中包括确保人机同步、小潮气量、低平台压、足够的PEEP、允许适当高碳酸血症、俯卧位通气、严格液体管理等。美国胸科学会等官方临床实践指南中，对于所有ARDS患者，强烈建议使用较低的潮气量（4～8mL/kg标准体重）和较低的吸气压力（Pplat＜30cmH$_2$O）进行机械通气，防止肺泡过度扩张。为了保证小潮气量，可允许一定程度的CO$_2$潴留和呼吸性酸中毒（pH 7.25～7.30），即允许性高碳酸血症。合并代谢性酸中毒时需适当补碱。PEEP从低水平开始，一般先设置为5cmH$_2$O，后逐渐增加至合适的水平，争取维持PaO$_2$＞60mmHg而FiO$_2$＜60%，一般PEEP水平为8～18cmH$_2$O。对于患者的PEEP值设定，可通过递减的PEEP试验以确定维持肺泡开放所需的最小PEEP值。在高PEEP通气的基础上增加俯卧位通气策略，可以改善重力依赖区肺泡通气血流比例，能够减轻病变较轻的肺组织局部过度充气的程度，降低呼吸机相关肺损伤的风险。

（3）循环支持治疗：通过积极的液体管理严格控制出入量，对改善ALI/ARDS患者的肺水肿具有重要的临床意义。

（4）营养支持与监护：以胃肠内营养支持为主，注意调节肠道菌群。

（5）其他药物治疗：糖皮质激素、免疫球蛋白、抗凝药物、肺泡表面活性物质、他汀类、吸入性一氧化氮、吸入性前列环素。吸入性一氧化氮作为一种血管扩张剂，吸入后可松弛血管和支气管平滑肌，改善通气/血流（V/Q）比值，也有抗炎和抗血栓形成的作用。吸入性前列环素是另一种吸入性血管扩张剂，可改善V/Q比值，还具有免疫调节作用，降低中性粒细胞黏附，抑制中性粒细胞、巨噬细胞、血小板活化的作用，有利于使体内前列环素/血栓素趋于平衡，使肺小血管舒张并防止微血栓的形成。

8.预后

ARDS死亡率较高，预后较差，虽然临床治疗方法在不断改进，但其作为一种具有异质性疾病临床综合征，2010年以来，某些亚组的归因死亡率仍高达30%。

二、诊疗思维导图

1.ARDS的诊断见图19-1。

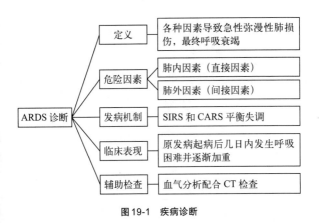

图19-1 疾病诊断

2. ARDS 的病情评估见图 19-2。

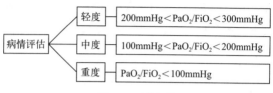

图 19-2　病情评估

3. ARDS 的疾病治疗见图 19-3。

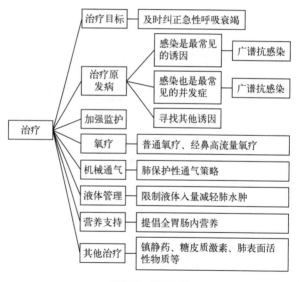

图 19-3　疾病治疗

第二十章　肺血栓栓塞症

一、疾病诊疗要点

1.定义

肺血栓栓塞症是由于血栓栓子阻塞肺动脉或其分支进而引起肺循环障碍的临床综合征。

2.分类

肺血栓栓塞症根据发病时间分为急性、慢性。

3.病因

任何可能导致静脉血流瘀滞、血管内皮损伤、血液高凝或高黏度状态的因素（Virchow三要素）均为静脉血栓栓塞症的危险因素，包括遗传性和获得性两类，多数情况下肺血栓栓塞症栓子来源于已经形成的深静脉血栓，如下肢深静脉血栓（DVT）。

遗传性危险因素： 抗凝血酶缺乏、蛋白C缺乏、蛋白S缺乏、纤溶酶原缺乏、纤溶酶原不良血症、纤溶酶原激活物抑制因子过量、V因子Leiden突变、凝血酶原

20210A基因变异、血栓调节蛋白异常等。

获得性危险因素：慢性缺氧、高龄、恶性肿瘤、外伤、服用避孕药、妊娠或产褥期、静脉血栓史或家族史、肥胖、炎症性肠病、肾病综合征、真性红细胞增多症、巨球蛋白血症等。

4.发病机制

① 肺血管阻力增加和右心功能不全：栓子机械性阻塞、神经体液调节因素、低氧可导致肺动脉收缩而使心血管阻力增加，心输出量下降，体循环低血压，心肌缺血，心功能下降，形成恶性循环，导致有效含氧血量相对供应不足，机体缺氧。

② 呼吸功能不全：心功能不全、心脏输出量降低导致人体相对性缺氧，肺动脉阻塞，肺部血流减少，肺泡无效腔通气增加，肺内血流重新分布，未阻塞的部位血流量增加，肺内通气血流比例失调，最终导致回流入肺静脉中的血液血氧饱和度下降。部分患者因右心房压力增加导致卵圆孔重新开放产生右向左血液分流，可能导致更严重的低氧血症，增加了死亡风险。远端栓子可以并发胸膜炎、胸腔积液，导致胸廓顺应性下降、肺膨胀不全，从而加重氧合功能障碍。

③ 部分急性肺血栓栓塞症因后期血栓不能完全吸收而发生机化，动脉内膜发生慢性炎症并增厚，同时伴有不同程度血管重构、原位血栓形成，进一步加重心血管系统循环阻力，加重心功能不全，导致心搏出量下降，有效含氧血量相对供应不足，机体缺氧。

5. 临床表现

① 症状：急性肺血栓栓塞症表现为突然发生不明原因呼吸困难且氧疗效果不佳，伴或不伴有胸痛、心悸、烦躁惊恐甚至濒死感、低血压、晕厥或猝死。

② 体征：呼吸急促、哮鸣音、发绀、心动过速、颈静脉怒张、肝颈静脉回流征阳性、低血压、心脏瓣膜杂音（三尖瓣收缩期杂音、主动脉瓣区第二心音亢进）。

6. 辅助检查

（1）血浆D-二聚体升高，血浆D-二聚体对急性肺血栓栓塞症诊断敏感度在90%以上，若D-二聚体＜500μg/L基本可排除急性肺血栓栓塞症诊断，但建议D-二聚体诊断临界值需随年龄调整，大于50岁患者临界值：年龄×10μg/L。

（2）血气分析：低氧血症，低碳酸血症（过度通气状态），肺泡动脉氧分压差增大。

（3）血浆肌钙蛋白升高，急性期肺血栓栓塞症并发右心功能不全时，可引起肌钙蛋白身高，水平越高提示心肌损伤越严重。

（4）脑钠肽（BNP）、N末端脑钠肽前体升高（NT-proBNP），升高的幅度可反映右心功能不全和血流动力学紊乱程度，尤其是无明确心脏病患者升高需要考虑可能患有肺栓塞。

◆ 知识补充 ◆

心房钠尿肽是反映心肌容量负荷最经典的标志物，其数值高低变化可反映室壁压力变化情况。心脏具有内分泌器官功能，心房钠尿肽（ANP）主要由心房肌细胞分泌，储存在心房颗粒中；脑钠肽（BNP、NT-proBNP）则主要由心室肌细胞分泌后入血，心房肌也可产生一定量的BNP和NT-proBNP。BNP与NT-proBNP二者等摩尔分泌，心肌细胞受到牵拉后，分泌初始基因产物前BNP前体（pre-proBNP），该肽的一个26氨基信号肽被去除，形成含108个氨基酸的BNP前体（proBNP），后者在内切酶的作用下裂解为含76个氨基酸、无生物活性的NT-proBNP和含有32个氨基酸、有活性的BNP，产生利钠、利尿、扩血管等生物活性，ANP及BNP需要结合利尿钠肽受体（NPRA、NPRB、NPRC）发挥生物学作用。BNP与NT-proBNP二者等摩尔分泌，但半衰期存在差异，BNP为20min，NT-proBNP为120min。当心肌细胞被破坏时也会引起BNP、NT-proBNP升高，如休克、心肌炎、自身免疫性疾病、全身中毒性疾病等。心力衰竭时ANP和BNP的产生和分泌增加，充血性心力衰竭时血浆BNP水平升高最为显著，特别是血浆BNP和血清NT-proBNP在心力衰竭诊断、严重程度评估和预后预测方面的意义已被证实。虽然血浆ANP水平也与血流动力学改变密切相关，但BNP水平能更好地反映左心室负荷，因此BNP作为心力衰竭的辅助诊断方法，其敏感性和特异性均优于ANP。

《中国心力衰竭诊断和治疗指南2014》推荐NT-proBNP用于急性心力衰竭临床诊断（I，A）。2016年欧洲心脏病学会《急性心力衰竭指南》推荐，所有表现为急性呼吸困难并怀疑急性心力衰竭的患者应检测血浆脑钠肽水平，其中包括BNP、NT-proBNP或MR-proANP。在急性心力衰竭中，BNP＜100ng/L、NT-proBNP＜300ng/L是排除急性心力衰竭的诊断界值；在慢性心力衰竭中

BNP＜35ng/L、NT-proBNP＜125ng/L是排除慢性心力衰竭的诊断界值。目前多数研究认为血清NT-proBNP的水平受肾功能的影响更大，考虑到NT-proBNP代谢受肾功能影响，肾功能不全（肾小球滤过率＜60mL/min）时，NT-proBNP＜1200ng/L是排除急性心力衰竭的诊断界值。年龄分层的NT-proBNP急性心力衰竭诊断界值见表20-1。

表20-1　年龄分层的NT-proBNP急性心力衰竭诊断界值

年龄	诊断急性心衰	可能心衰	排除心衰
＜50岁	＞450pg/mL	300～450pg/mL	＜300pg/L
50～75岁	＞900pg/mL	300～900pg/mL	＜300pg/L
＞75岁	＞1800pg/mL	300～1800pg/mL	＜300pg/L

（5）心电图检查：部分患者可出现V_1～V_4 T波改变、ST段异常、$S_1Q_{III}T_{III}$、右束支传导阻滞、肺型P波、顺钟向转位等改变，心电图的改变可随病程发展动态演变，需要定期复查。

（6）胸部X线片：可见区域性肺纹理变细或消失，尖端指向肺门的阴影，少量胸腔积液。提示肺动脉高压的征象有右下肺动脉横径≥15mm，肺动脉段突出≥3mm，中央肺动脉扩张、外周肺血管丢失形成"残根征"，右心房、右心室扩大，心胸比增大。

（7）心脏超声检查：可发现右心负荷过重表现（肺动脉高压、右心腔扩大、三尖瓣反流）。心脏超声主要用于评估右心负荷是否增加及是否存在右心栓子，间接提供可能存在肺血栓栓塞症的临床证据但并不能确诊肺血栓栓塞症。

（8）CT肺动脉造影检查（CTPA）：可直接显示肺动脉内血栓形态、部位、堵塞程度，敏感性和特异性均很高，对疾病的鉴别能力较强。CT肺动脉造影是肺血栓栓塞症确诊的一个重要检查方法，由于其更为简便，在实际临床应用中，特别是急性肺血栓栓塞症诊断中，其普及程度超过V/Q显像，但其辐射剂量偏大，造影剂容易导致肾功能损害，部分患者对造影剂过敏。诊疗过程中需要特别注意考虑造影剂对肾功能的影响，尤其是老年人及肾功能不全的患者。

（9）放射性核素肺通气/灌注显像（V/Q显像）：肺V/Q显像是基于肺通气功能及血流灌注功能进行显像，显像方法主要包括平面显像、肺通气/灌注单光子发射计算机断层扫描（V/Q SPECT）和SPECT/CT显像。无论是急性肺栓塞（APE）还是慢性血栓栓塞性肺动脉高压（CTEPH），肺通气/灌注显像一直都是公认的一线诊断方法。肺血栓栓塞症患者肺灌注显像通常表现为多发性的肺叶、肺段或亚段的放射性减低或缺损。正常的 V/Q 显像能有效排除慢性血栓栓塞性肺动脉高压。肺 V/Q 显像还可用于抗凝、球囊肺动脉成形术以及肺动脉血栓内膜剥脱治疗后疗效的评估，可以定性、定量地监测治疗前后肺血流灌注的变化，证实治疗的有效性。

需要注意的是肺血栓栓塞症常与其他疾病同时存在，如肺炎或慢性阻塞性肺疾病、肿瘤、肺实变、左心衰竭、肺大疱、肺气肿、肺纤维化和气道阻塞性疾病等也可产生灌注缺损改变，因此上述因素降低了放射性核素肺通气/灌注平面显像检查的特异性。

◆ 知识补充 ◆

肺 V/Q 平面显像的优势：平面显像对于诊断 CTEPH，其灵敏度和特异性都很高，相比于 SPECT 显像，平面显像耗时更短。

肺 V/Q 平面显像的劣势：病变区域容易与周围正常的肺组织发生影像重叠。难以确切评估各病变肺段的确切范围及病变程度。放射性气溶胶或气体显像剂容易造成空气污染。最终影像结果"不确定诊断"所占比例较高。

肺V/Q显像较CTPA的优势：

① 对于正常的肺灌注显像，可以安全排除急性肺血栓栓塞症。而对于正常的CTPA，如果临床患病概率评估较高（Wells评分＞4分），则不能直接排除急性肺血栓栓塞症诊断，必须进行进一步的检查，如V/Q显像。若肺V/Q显像为阴性则能够安全排除CTEPH，而CT肺动脉造影阴性不足以排除CTEPH。

② 肺V/Q显像较CT肺动脉造影诊断肺血栓栓塞症灵敏度更高，尤其在肺段及亚肺段等微小病变诊断方面更具有优势。尤其对CTEPH患者而言，准确判断肺栓塞的范围和程度对于手术决策及预后判断具有重要的临床指导意义。

③ V/Q显像的人体辐射剂量远低于CT肺动脉造影。

④ 由于V/Q显像不需要使用碘造影剂，且显像药物极少有过敏的现象，故严重过敏、肝肾功能不全的患者均可行，而CT肺动脉造影检查的失败率比V/Q显像高。

V/Q SPECT/CT显像较V/Q平面显像的优势：SPECT/CT是在SPECT显像基础上，增加低剂量平扫CT，同机先后进行放射性核素肺通气灌注扫描和诊断级CT扫描，其中CT扫描可代替肺通气显像，这样可以减少对工作人员及患者的大剂量照射，减轻空气污染，并且当患者因病情难以有效进行呼吸运动或吸气训练时，SPECT/CT显像可以代替V/Q平面显像检查，并且可提高肺血栓栓塞症诊断的准确性。SPECT显像作为一种三维影像技术，避免了周围射线对深部病灶和较小病灶的影响，以及组织重叠的遮盖，从而能够精确评价放射性分布异常肺段的病变范围和程度，消除由于部分容积效应及所导致的诊断结果在亚肺段水平及肺基底部的不确定性。SPECT的优势在于提高了肺血栓栓塞症诊断的灵敏度和特异性，降低了肺血栓栓塞症"不确定诊断"的比例。SPECT显像能够发现更多肺段及肺段以下的较小病变。作为一项肺功能性检查，SPECT显像主要基于肺V/Q不匹配而诊断肺血栓栓塞症，但其他疾病（如肺动脉炎、肺动脉狭窄、肺癌及淋巴结肿大压迫血管等）也可造成二者的不匹配，而胸部CT能够直接观察肺不张、肺气肿及其他病变，为V/Q缺损区提供可靠的鉴别诊断依据。V/Q SPECT/CT

同机融合技术可利用CT扫描提供解剖学信息，准确定位V/Q异常区，并对病变区进行鉴别诊断，从而提高诊断特异度。总之SPECT图像与CT图像实现肺组织层面的图像融合，这是平面显像所无法实现的，并且可以利用CT影像同步对局部异常区域进行鉴别诊断，最终可以提高肺栓塞诊断准确性。与V/Q平面显像相比，SPECT/CT肺灌注显像更为方便安全，可提高对肺血栓栓塞症的诊断效能和肺亚段病变检出率。

（10）新型^{68}GaPET V/Q显像技术：^{68}Ga新型显像药物的应用，催生了肺PET V/Q显像技术，与传统的SPECT技术相比，PET检查具有更高的时间和空间分辨率、更好的图像质量和更完善的绝对定量评价方法。PET探测器不需要旋转，可以进行呼吸循环的实时动态采集，减少呼吸产生的伪影。^{68}Ga PET V/Q显像可以更精确地评估灌注异常的位置、形态和范围、定量分析V/Q的不匹配关系，从而提高肺血栓栓塞症的诊断效能。同时PET可定量评估抗凝、溶栓及手术治疗的疗效，预测肺血栓栓塞症复发风险等。由于^{68}Ga PET V/Q显像具有较高的图像分辨率和定量能力，在预测肺切除术后的残留肺功能、优化放疗区域规划等方面也发挥着重要的作用。

（11）需要注意的是当遇到下列情况时特别需要为肺血栓栓塞症患者进行抗磷脂综合征相关检查（包括狼疮抗凝物、抗心磷脂抗体、抗β_2糖蛋白1抗体）：

① ＜50岁无明显诱因的静脉血栓栓塞症。

② 无法解释的动脉血栓栓塞。

③ 少见部位发生血栓形成。

④ 习惯性流产。

⑤ 血栓形成或病理妊娠合并自身免疫性疾病。

7.诊断标准

（1）高度可疑的病例（尤其是具有血栓危险因素的病例）出现不明原因呼吸困难、胸痛、咯血、晕厥或休克，伴或不伴单侧或双侧下肢肿胀疼痛，对诊断有重要提示意义。

（2）结合各项辅助检查如D-二聚体、CT肺动脉造影、超声检查（心脏+双下肢血管）、心电图、心肌损伤标志物、肺通气灌注扫描等。

8.肺血栓栓塞症危险程度分层

① 高危：血流动力学不稳定，体循环收缩压＜90mmHg或较基础值下降幅度≥40mmHg，维持15min

以上。需除外新发的血容量不足、心律失常、感染中毒性休克导致的低血压。

② 中高危：血流动力学稳定，但有超声提示右心功能不全且血液化验提示心脏生物学标志物升高。

③ 中低危：血流动力学稳定，但单独存在超声提示右心功能不全或者血液化验提示心脏生物学标志物升高。

④ 低危：血流动力学稳定，无超声提示右心功能不全，无心脏生物学标志物升高。

◆ 知识补充 ◆

超声提示右心功能不全的证据：右心室扩大、右心室游离壁运动减低、室间隔平直、三尖瓣反流速度增快、三尖瓣收缩期位移减低。

心脏生物学标志物升高的证据：肌钙蛋白升高（cTNT、cTNI）、利尿钠肽升高（BNP、NT-proBNP）。

9.鉴别诊断

肺血栓栓塞症需要与急性心肌梗死、急性心力衰竭、气胸、哮喘急性发作相鉴别。

10.治疗

（1）一般支持治疗：呼吸支持治疗、循环支持治疗、镇静镇痛治疗、监护生命体征。

肺血栓栓塞症高危患者出现呼吸衰竭时可选择的治疗措施包括：

① 经鼻导管吸氧，经面罩吸氧。

② 经鼻导管高流量加温加湿氧疗。

③ 机械通气治疗包括无创机械通气、气管插管有创机械通气治疗。

◆ 知识补充 ◆

需要注意的是由于高危肺血栓栓塞症患者存在血流动力学障碍，应用有创呼吸机时，呼吸机参数选择宜小潮气量低平台压，潮气量6～8mL/kg，吸气末平台压不超过30cmH$_2$O，否则易因胸腔内压增加，影响静脉回流，加重右心功能障碍。避免行气管切开，以免抗凝治疗过程中大出血。

（2）药物抗凝治疗：一旦确诊急性肺血栓栓塞症应及早抗凝治疗，包括胃肠外抗凝药（普通肝素、低分子肝素、磺达肝癸钠)、口服抗凝药(华法林、利伐沙班、达比加群)。

应用普通肝素进行胃肠外抗凝治疗的优点:

① 半衰期短。

② 一旦过量可选用鱼精蛋白对抗。

③ 适用于严重肾功能不全或严重肥胖患者。

④ 抗凝效果易于抽血监测APTT并调整剂量。

但需要注意的是普通肝素在临床应用时需要根据《肺血栓栓塞症诊治与预防指南》定时监测凝血功能(APTT值)并依据指南建议及时调整肝素用量,而且普通肝素比低分子肝素更易出现肝素诱导的血小板减少症,需要定期监测。

抗凝治疗疗程:

① 抗凝治疗标准疗程至少3个月。

② 当抗凝治疗满3个月后血栓危险因素持续存在时,需要进行延展期抗凝治疗。

③ 延展期(抗凝治疗3个月以后)抗凝治疗时,需要充分考虑抗凝治疗相关出血风险,具备≥2个出血高危因素时患者出血风险会进一步增加。抗凝治疗过程中出血高危因素见表20-2。

表20-2　抗凝治疗过程中出血高危因素

分类	内容
患者因素	＞75岁，出血史，卒中史，近期手术史，频繁跌倒，嗜酒
治疗因素	近期正在使用抗血小板、非甾体药物，使用抗凝药物控制不佳
合并症、并发症	恶性肿瘤，转移瘤，血小板减少，贫血，糖尿病，肝、肾功能不全

④ 延展期抗凝药物可以选择华法林、低分子肝素、利伐沙班、达比加群等。

⑤ 延展期抗凝治疗时若患者拒绝使用抗凝药物或合并冠心病可继续使用阿司匹林等抗血小板药物进行静脉血栓栓塞的Ⅱ级预防治疗而不再使用抗凝药物。

肺血栓栓塞症抗凝药物使用注意事项：

① 应用抗凝药物需按照体重给药，使用抗凝药物需要监测凝血功能以调整药物用量。

② 如果选择华法林作为抗凝药物，使用时应和胃肠外抗凝药物至少重叠24h，调节INR目标值达到2～3后才能过渡为单独应用华法林抗凝。

③ 使用肝素或低分子肝素时需要监测血小板是否出现明显下降。

④ 低分子肝素、磺达肝癸钠出现大出血风险低，

而且低分子肝素诱导血小板减少症风险低，所以低分子肝素、磺达肝癸钠是急性肺血栓栓塞症初始抗凝治疗的首选药物。

⑤ 外科治疗，如微创介入溶栓取栓。

◆ 知识补充 ◆

（1）蛋白C系统、蛋白S系统是依赖维生素K合成的抗凝血蛋白，华法林在抑制维生素K依赖性凝血因子（Ⅱ、Ⅶ、Ⅸ、Ⅹ）合成的同时也抑制蛋白C、蛋白S系统的活性，因此需要停用华法林至少2～4周后进行检测蛋白C系统、蛋白S系统的活性。

（2）肝素、低分子肝素或磺达肝癸钠的抗凝作用靶点是抗凝血酶Ⅲ（AT-Ⅲ），可以短暂影响抗凝血酶的活性，需要停用上述药物至少24h再检测抗凝血酶的活性。但严重肾功能不全（肌酐清除率＜30mL/min）时禁用磺达肝癸钠和低分子肝素，可以选用普通肝素或阿加曲班。

（3）对于出现肝素诱导血小板减少的患者可以选用磺达肝癸钠抗凝治疗，但严重肾功能不全（肌酐清除率＜30mL/min）时禁用磺达肝癸钠。

二、诊疗思维导图

1.肺血栓栓塞症的诊断见图20-1。

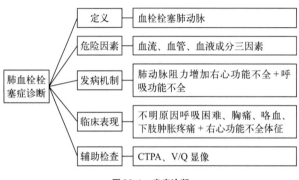

图20-1　疾病诊断

2.肺血栓栓塞症的病情评估见图20-2。

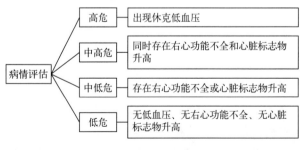

图20-2　病情评估

3.肺血栓栓塞症的治疗见图20-3。

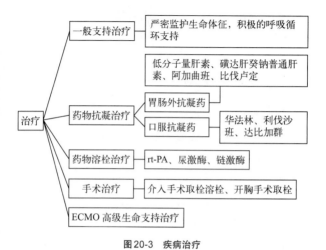

图20-3 疾病治疗

第二十一章　肺高血压

一、疾病诊疗要点

1.定义

肺高血压指各种原因导致的肺动脉压力升高，包括毛细血管前性肺高血压、毛细血管后性肺高血压和混合性肺高血压（肺动脉和肺静脉压力均升高）。

肺高血压的血流动力学诊断标准：海平面状态下、静息时右心导管测量肺动脉平均压（mPAP）≥25mmHg（1mmHg=0.133kPa）。正常人mPAP为（14±3）mmHg，上限为20mmHg。

◆ 知识补充 ◆

特发性肺动脉高压（idiopathic pulmonary arterial hypertension，IPAH）是一类无明确原因、以肺血管阻力进行性升高为主要特征的恶性肺血管疾病，血流动力学符合肺动脉高压诊断标准。特发性肺动脉高压为孤立性肺动脉压力升高，而左心房与肺静脉压力正常，主要由肺小动脉本身病变导致肺血管阻力增加，且不合并慢性呼吸系统疾病、慢性血栓栓塞性疾病及其他未知因素等导致的肺高血压。

2.病因

肺高血压是一种血流动力学异常状态，并非一种独立的疾病，肺高血压既可来源于肺血管自身的病变，也可继发于其他心、肺或系统性疾病等，其中以呼吸系统疾病和左心疾病所致肺高血压最为常见。

3.分类

肺高血压按相关疾病分类见表21-1。

表21-1　肺高血压按相关疾病分类

分类	相关疾病
肺动脉高血压	特发性、遗传性、药物毒物、结缔组织病相关、先天性心血管病（先心病）、HIV感染、门静脉高压等
左心疾病所致肺高血压	心力衰竭、心脏瓣膜病、先天性毛细血管后阻塞性疾病
呼吸系统基础疾病破坏血管床或缺氧所致肺高血压	慢性阻塞性肺疾病、间质性肺疾病、肺发育不良、其他慢性低氧性疾病

分类	相关疾病
肺动脉结构性阻塞所致肺高血压	血栓栓塞、肿瘤栓塞、血管肉瘤、肺血管炎、寄生虫栓塞、先天性肺动脉狭窄
未知因素所致肺高血压	继发于其他系统疾病，如血液病、系统性疾病、先心病等

4.发病机制

肺动脉高压的发生发展过程与肺血管结构和/或功能异常（即肺血管重构）密切相关。肺血管床内膜损伤、中层肥厚、外膜增殖/纤维化导致肺动脉管腔进行性狭窄、闭塞，肺血管阻力不断升高，进而导致右侧心力衰竭。肺动脉高压是一种涉及多个学科的临床病理生理综合征，最终导致肺循环阻力进行性增加和右侧心力衰竭，是一种慢性进展性疾病，早期诊断肺动脉高压对指导治疗、改善预后、提高生存率和生活质量至关重要。

5.病理表现

肺动脉高压主要累及直径＜500um的肺小动脉，特征性病理改变包括肺动脉内膜向心性或偏心性增殖和纤维化、中膜肥厚、外膜增厚纤维化、血管周围炎症细胞浸润及管腔内原位血栓形成等，严重患者可见复合病变，如丛样病变、扩张型病变等。

左心疾病所致肺高血压则以肺静脉重构（静脉肌型化）为主，疾病晚期也可导致肺小动脉重构。

慢性血栓栓塞性肺动脉高压的病理改变包括栓塞肺动脉血栓机化、内膜增生导致管腔狭窄甚至闭塞，另外未发生栓塞的肺动脉亦可出现重构，部分肺毛细血管出现增殖样改变，肺静脉内膜纤维性增厚导致管腔狭窄，甚至支气管动脉迂曲扩张等。

6. 临床表现

症状：肺高血压临床表现差异很大，往往以活动后胸闷、气短及右心功能不全为主要特征。肺高血压早期没有特异性临床表现，绝大多数患者就诊时间明显延迟，至少1/5患者从症状出现至确诊时间超过2年。超过半数的IPAH患者确诊时WHO心功能为Ⅲ～Ⅳ级。部分肺高血压患者早期可能仅表现为基础疾病相关症状，当肺动脉压力明显升高时可出现右侧心力衰竭症状。肺高血压最常见症状为活动后气促，其他症状包括胸闷、乏力、胸痛、心悸、头晕、黑矇、晕厥等。合并严重右心功能不全可出现下肢水肿、腹胀、胃纳差、腹泻和肝区疼痛等。部分患者因肺动脉扩张引起机械压迫症状，如压迫喉返神经引起声音嘶哑，压迫气道引起干咳，压迫左冠状动脉主干导致心绞痛等。肺动静脉畸形破裂或代偿扩张的支气管动脉破裂引起咯血。

体征：肺动脉压力升高可出现肺动脉瓣第二心音亢进，三尖瓣关闭不全引起三尖瓣区收缩期杂音。严重右心功能不全时可出现颈静脉充盈或怒张、肝脏肿大、下肢水肿、多浆膜腔积液、黄疸和发绀等体征。右心室肥厚、右心扩大可导致心前区隆起、剑突下抬举性搏动。右心室舒张、充盈压升高及右心功能不全、右心顺应性下降，可出现第三心音、第四心音，第三心音与第四心音分别造成室性奔马律与房性奔马律。

7. 辅助检查

超声心动图检查因其简便、经济、无创、准确性高，是目前常用检测肺动脉高压的方法，但特异度、敏感度有限。

◆ 知识补充 ◆

慢性肺心病右心负荷增加的心电图表现：

① 肺型P波：P波在Ⅱ、Ⅲ、avF导联增高 ≥

0.25mV，且P波时限＜0.11s。当慢阻肺、肺气肿合并右心房肥大时P-QRS波群电压降低，Ⅱ、Ⅲ、avF导联P波电压可能达不到0.25mV，此时如果P波呈高尖状，其电压达到同导联R波的1/2，亦应考虑到右心房肥大的存在。

② 电轴右偏，额面平均电轴≥+90°。

③ 右心方向心电向量增强（V$_1$导联R/S≥1，aVR导联R/S或R/Q≥1，RV$_1$+SV$_5$≥1.05mV）。

④ 重度顺钟向转位（V$_5$导联R/S≤1）。

⑤ V$_1$～V$_3$导联呈QS、Qr或qr，V$_1$～V$_3$导联ST段压低或T波倒置。

需要注意的是部分急性肺心病患者心电图可出现S$_I$Q$_{III}$T$_{III}$，如急性肺血栓栓塞症。

肺通气与血流灌注（V/Q）显像和肺动脉CT血管造影（CTPA）对慢性血栓栓塞性肺动脉高压（CTEPH）的诊断有相近的敏感度，但V/Q显像结果阴性可更准确地除外CTEPH诊断。V/Q扫描对CTEPH诊断敏感度高达96%以上，而CTPA对CTEPH诊断敏感度为51%～88%，CTPA对于肺段水平的慢性血栓诊断敏感度约为86%。基于V/Q扫描对于诊断CTEPH的高敏感度，推荐首选肺V/Q平面显像作为筛查方法，其阴性可基本排除CTEPH，如果V/Q显像阳性，则需进一步完善CTPA或V/Q SPECT检查。

肺高血压辅助检查特点：

① 6分钟步行试验、心肺运动试验、肺功能检查，主要评估心肺功能、治疗效果及预后。

② 胸部X线检查、心电图、肺CT、CTPA阳性，主要表现为右心系统扩大及肺动脉增宽、阻塞。

③ V/Q SPECT阳性结果表现为V/Q不匹配。

④ MRI作为新兴诊断肺高血压方法，主要评估是否存在低心输出量、右心室压力增高、肺血管阻力升高等，并且能评估肺动脉僵硬度。

以上几种方法均是诊断肺高血压的间接证据，而右心导管检查术仍然为确诊肺高血压的金标准，具有不可替代的地位。

8.诊断标准

肺高血压的血流动力学诊断标准：海平面状态下、静息时右心导管测量肺动脉平均压（mean pulmonary artery pressure，mPAP）≥25mmHg。正常人mPAP为（14±3）mmHg，上限为20mmHg。肺高血压程度分级见表21-2。

表21-2 肺高血压程度分级

分级	数值
轻度	$25mmHg \leqslant mPAP < 35mmHg$
中度	$35mmHg \leqslant mPAP < 45mmHg$
重度	$mPAP \geqslant 45mmHg$

9.治疗

（1）一般性治疗

① 避孕：肺高血压患者妊娠期病死率显著升高，生育期女性患者应严格避孕。

② 肺康复锻炼：病情相对稳定的患者应进行适度运动和心肺康复训练，有助于提高运动耐量、心肺功能和提高生活质量。

③ 择期手术：择期手术会增加肺高血压患者病情恶化的风险，应尽可能采用局部或区域阻滞麻醉，避免全身麻醉，尤其是需气管插管的全身麻醉手术。

④ 预防感染：感染可导致肺高血压患者病情加重，推荐在秋冬交替季节接种流感疫苗和肺炎链球菌疫苗，降低肺部感染发生风险。

⑤ 心理支持：肺高血压患者易产生不同程度的焦虑和/或抑郁状态，应充分考虑并评估患者的精神心理状态，鼓励给予心理支持治疗。

⑥ 出行：约1/4的肺高血压患者在飞行过程中会出现低氧状态（指尖氧饱和度＜85%）。因此心功能较差者或动脉血氧分压＜60mmHg时需谨慎飞行或在飞行过程中需要吸氧。此外，肺高血压患者应避免前往高海拔（1500～2000m以上）地区或低氧环境。

（2）支持性治疗

① 吸氧：当外周血氧饱和度＜91%或动脉血氧分压＜60mmHg时建议吸氧，使血氧饱和度＞92%。

② 利尿剂：失代偿性右心衰竭往往合并水钠潴留，表现为中心静脉压升高、肝淤血、腹水和外周水肿，利尿剂可有效改善上述症状。

③ 地高辛和其他心血管药物：地高辛可改善肺动脉高压患者心输出量，但长期疗效尚不清楚。对合并快速型房性心律失常患者可考虑应用地高辛控制心室率。除左心疾病所致肺高血压外，不建议对其他类型肺高血压患者应用血管紧张素转换酶抑制剂（ACEI）/血管紧张素Ⅱ受体阻滞剂（ARB）、β受体阻滞剂、硝酸酯类药物和伊伐布雷定等药物。特殊情况需应用时应严密监测患者血压、心率和症状，避免动脉型肺动脉高压（PAH）靶向药物和上述药物合用产生严重不良反应。

④ 口服抗凝药：慢性血栓栓塞性肺动脉高压患者需终生抗凝，特发性肺动脉高压、遗传性肺动脉高压

和减肥药相关肺动脉高压如无抗凝禁忌证可考虑长期抗凝治疗。

⑤ 铁剂：缺铁在PAH患者中较为普遍，其可使PAH患者运动耐量下降，病死率增加，并且这种铁缺乏与贫血无关。铁缺乏患者可考虑铁替代治疗。

（3）靶向药物治疗

① 内皮素受体拮抗剂：主要通过与肺血管壁上的内皮素受体A和B结合发挥肺血管收缩和促平滑肌细胞有丝分裂的作用。内皮素受体拮抗剂通过阻断内皮素-内皮素受体信号传导发挥治疗肺动脉高压的作用。此类药物包括波生坦、安立生坦、马昔腾坦。

② 5型磷酸二酯酶（PDE-5）抑制剂：肺血管包含大量PDE-5，而PDE-5是环磷酸鸟苷（cGMP）的降解酶，其抑制剂可通过NO/cGMP通路发挥血管舒张作用。目前PDE-5抑制剂主要包括西地那非、他达拉非和伐地那非。西地那非是口服PDE-5抑制剂，推荐剂量是20mg，3次/d。他达拉非为长效的PDE-5抑制剂，推荐剂量为40mg，1次/d。药物副作用较轻，大都与血管舒张相关，如头痛、面色潮红、鼻出血等。

③ 鸟苷酸环化酶激动剂：利奥西呱是一种新型的可溶性鸟苷酸环化酶激动剂，可单独或与NO协同提高血浆中cGMP水平。需要注意的是鸟苷酸环化酶激动剂

禁忌与PDE-5抑制剂联用。

④ 前列环素类药物：前列环素可刺激腺苷酸环化酶，使平滑肌细胞内cAMP浓度升高，进而扩张血管。前列环素是目前最强力的内源性血小板聚集抑制剂，且具有细胞保护和抗增殖作用。研究发现肺动脉高压患者肺动脉中前列环素合成酶表达减少且尿中前列环素代谢产物降低，表明肺动脉高压患者前列环素代谢通路下调。依前列醇是首个人工合成的前列环素类似物，半衰期短（3～5min），需要应用持续输注装置通过深静脉持续泵入。伊洛前列素是一种化学性质稳定的前列环素类似物，为可雾化吸入剂型，也可静脉泵入。曲前列尼尔是一种在室温下相对稳定、半衰期较长的人工合成前列环素。曲前列尼尔有多种剂型，可通过皮下或静脉持续注射，也可通过吸入或口服给药。贝前列素是首个化学性质稳定的口服前列环素类似物，司来帕格是一种口服选择性前列环素IP受体激动剂。

⑤ 靶向药物联合治疗：基于三种公认的调节血管平滑肌收缩的信号传导通路包括内皮素通路、前列环素通路、NO/cGMP通路，选择作用于不同通路的药物联合治疗是具有潜在价值的治疗选择。靶向药物联合应用分为序贯联合治疗和起始联合治疗两种策略，危险分层为中危或高危的患者均推荐联合治疗。序贯联

合治疗是一种被广泛应用的治疗策略，即首选一种药物治疗，若临床改善不佳或者病情恶化，可以加用第二种或第三种药物。

（4）钙通道阻滞剂（CCB）治疗：只有对于急性血管反应试验阳性的患者可以使用钙通道阻滞剂治疗，包括硝苯地平、地尔硫䓬、氨氯地平。钙通道阻滞剂的选择需要根据基础心率情况决定，心动过缓者倾向于使用硝苯地平，心动过速者倾向于使用地尔硫䓬。建议从低剂量用起，逐渐增加至可耐受的最大剂量。这些药物在肺动脉高压患者中能够显示有效的每日剂量相对较大，如硝苯地平需要120～240mg，地尔硫䓬需要240～720mg，氨氯地平需要20mg以上。限制剂量增加的因素是低血压及下肢水肿，治疗3～4个月后需要用右心导管重新评估血管反应性。

（5）肺高血压合并严重右心衰竭且药物治疗效果不佳时可考虑使用体外膜氧合器（ECMO）进行救治。

（6）手术及介入治疗：目前该方面的手术治疗措施主要包括球囊扩张房间隔造口术，肺或心肺联合移植，肺动脉去神经术，肺动脉内膜剥脱术，改良经皮肺动脉球囊成形术等。

（7）肺高血压并发症的处理

① 心律失常：心律失常是肺动脉高压（PH）患者

常见的临床并发症，多为房性心律失常。心房扑动和心房颤动均可导致病情恶化，引起右心衰竭的症状体征。恢复稳定的窦性节律有利于提高长期生存率。心房扑动和心房颤动是抗凝治疗的适应证。对难治性心律失常，心脏电复律和射频消融治疗已证实有效。在心脏电复律后，为了维持稳定的窦性节律，应使用无负性肌力作用的抗心律失常药物进行预防，如口服胺碘酮。

② 咯血：咯血在某些特殊类型的肺动脉高压中更为常见，如遗传性肺动脉高压、结缔组织病相关性肺动脉高压和慢性血栓栓塞性肺动脉高压。严重咯血患者急症处理措施或频繁发作的轻至中度咯血患者可选择支气管动脉栓塞术治疗。

③ 结构性并发症：结构性并发症是指由于肺动脉高压引起肺动脉进行性扩张形成肺动脉瘤、肺动脉破裂、肺动脉夹层，并且扩张的肺动脉可压迫胸腔内其他器官，如左主冠状动脉、肺静脉、主支气管、喉返神经而产生的异常。不同结构性并发症的症状和体征无特异性，有胸痛、呼吸困难、局部肺水肿和猝死等。增强CT和高分辨CT是诊断结构性并发症的最佳影像学检查方法。目前对于肺动脉瘤、假性动脉瘤和肺动脉夹层尚无很好的治疗方法，手术治疗的适应证和疗

效在肺动脉高压患者尚不明确，且危险性相当高，而经皮支架植入的技术难度较大。双肺或心肺移植治疗可用于长期稳定的患者，但尚缺乏明确的指征。对于左主冠状动脉受压的患者，可行经皮支架植入治疗。

（8）临终关怀：肺高血压多呈现进行性恶化伴急性加重的过程。患者生命晚期需要频繁进行多学科评估，原则是应尽量减少患者的痛苦，选择合适的药物，避免不必要的药物使用，需要心理学疏导和精神支持治疗。

二、呼吸系统疾病相关肺高血压的诊治

1.慢性血栓栓塞性肺动脉高压

慢性血栓栓塞性肺动脉高压是由于未溶解的血栓发生机化导致肺血管床阻塞所致。这种纤维机化血栓可造成不同级别肺动脉分支血管的完全阻塞或不同程度的狭窄，并在血管腔内形成条索和分隔，慢性血栓栓塞性肺动脉高压不仅存在肺血管腔的机械性狭窄和梗阻，在非机化血栓梗阻区还存在与肺动脉高压类似的肺小动脉病变，这也解释了部分患者栓塞面积和肺血管阻力升高不匹配的原因。

（1）诊断标准：慢性血栓栓塞性肺动脉高压（CTEPH）的诊断需要同时满足以下3个条件：

① CT肺动脉造影（CTPA）或肺通气灌注显像或直接肺动脉造影提示存在肺栓塞征象。

② 充分抗凝治疗≥3个月。

③ 右心导管检查平均肺动脉压（mPAP）≥25mmHg，且除外其他病变，如肺血管炎、肺动脉肉瘤等。

（2）治疗

① 手术治疗：动脉血栓内膜剥脱术可能治愈部分慢性血栓栓塞性肺动脉高压患者，手术可以最大限度缓解临床症状，使血流动力学指标恢复正常或接近正常。对所有慢性血栓栓塞性肺动脉高压患者进行手术评估，如能手术首选肺动脉血栓内膜剥脱术，这是近端肺动脉栓塞的CTEPH患者最有效的治疗方法。球囊肺动脉成形术是近年逐渐发展起来的应用于慢性血栓栓塞性肺动脉高压的一种介入治疗方法，主要适用于不能行动脉血栓内膜剥脱术的患者或动脉血栓内膜剥脱术后残余或复发肺动脉高压的患者。

② 药物治疗：对无抗凝禁忌证的患者进行抗凝治疗可预防静脉血栓栓塞症（VTE）复发及肺动脉原位血栓形成，防止栓塞病变的进一步加重。此外鸟苷酸环化酶激动剂利奥西呱是唯一具有慢性血栓栓塞性肺动脉高压治疗适应证的药物。

慢性血栓栓塞性肺动脉高压靶向药物治疗主要的适应证如下:

a.为适当改善血流动力学状态而行术前准备治疗。

b.肺动脉内膜剥脱术后症状性残余或复发的肺高血压。

c.无法手术治疗的患者。

总之慢性血栓栓塞性肺动脉高压是一种可防可治的疾病,也是唯一具有潜在治愈可能的一类肺动脉高压。V/Q显像作为一种影像学筛查方法,是慢性血栓栓塞性肺动脉高的确诊手段之一,具有高敏感度和高特异度。肺栓塞指南强调了慢性血栓栓塞性肺动脉高压患者终身抗凝的重要性。肺动脉血栓内膜剥脱术是近端肺动脉栓塞的CTEPH患者最有效的治疗方法,肺动脉远端病变不能手术或术后残余肺动脉高压的患者可采用药物治疗和(或)球囊肺动脉成形术治疗。

2.呼吸系统慢性疾病和/或缺氧所致肺高血压

大部分慢性肺部疾病相关肺高血压患者的肺动脉压力为轻中度升高,即mPAP≥25mmHg或mPAP≥35mmHg合并低心输出量[心指数<2.5L/(min·m^2)],仅少部分肺动脉压力严重升高。这部分严重肺高血压在慢性阻塞性肺疾病患者中仅占1%左右,需要与肺动脉高压合并慢性肺部疾病相鉴别。阻塞性睡眠呼吸

暂停综合征患者肺高血压患病率为17%～42%，值得关注。慢性呼吸系统疾病一旦出现肺高血压则提示预后不良，超声心动图是无创筛选肺高血压的重要手段，但特异度、敏感度较低，右心导管检查仍是诊断肺高血压的"金标准"。

对于慢性阻塞性肺疾病或间质性肺疾病相关肺高血压且合并长期低氧血症的患者，长期氧疗是可选的治疗方法。目前尚缺乏肺动脉高压靶向药物治疗此类肺高血压的疗效和预后数据。严重肺部疾病如特发性肺纤维化，用力肺活量（FVC）＜70%预计值；慢性阻塞性肺疾病，第1秒用力呼气量（FEV1）＜60%预计值和肺动脉压轻度升高（25mmHg≤mPAP＜35mmHg）者，不建议进行肺动脉高压靶向药物治疗，因为在扩张肺血管的同时会影响肺通气血流比例，影响肺气体交换效果而加重缺氧。但对存在与原发肺部疾病不匹配的严重肺高血压患者建议到肺血管疾病区域医疗中心进行个体化评估。严重睡眠呼吸障碍患者，行无创通气治疗可改善血流动力学和右心功能。

慢性高原缺氧也是导致肺高血压的常见原因。高原性肺高血压主要是由于高原地区空气中含氧量减少，肺泡气氧分压下降，诱发肺小动脉收缩及结构重构、血液黏稠度增加、血容量和肺血流量增加等机制引起。

高原性肺高血压的准确发病率尚不清楚，男性发生风险高于女性，可能与雌激素的保护作用有关。与永久居住在青藏高原的藏族居民相比，移居居民发生肺血压的风险更高；儿童发生肺高血压的风险要高于成人；吸烟、睡眠呼吸障碍或室内空气污染等均可使高原性肺高血压发生率增加。高原性肺高血压的首要治疗方法是移居至平原地区，大多数患者在离开高原地区后肺高血压可部分或完全缓解。高原性肺高血压的药物治疗分为支持疗法与肺动脉高压靶向药物治疗。支持疗法包括抗凝药，由于肺血管内微血栓的形成参与肺高血压的发生，因此对没有抗凝禁忌的患者建议应用抗凝药治疗；靶向药物包括前列环素类似物、内皮素受体拮抗剂及5型磷酸二酯酶抑制剂。有研究证实，波生坦可改善高原性肺高血压患者的肺血流动力学状态及减轻肺水肿，多项研究发现西地那非、伐地那非等5型磷酸二酯酶抑制剂及Rho激酶激动剂法舒地尔也可显著改善高原性肺高血压患者的症状和血流动力学参数。中药通心络胶囊、红景天等药物可能也有一定疗效，但仍有待于进一步研究证实。

三、诊疗思维导图

1.肺高血压的诊断见图21-1。

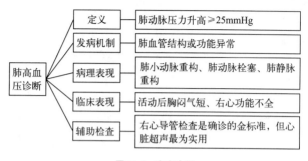

图 21-1　疾病诊断

2.肺高血压的分类与评估见图 21-2。

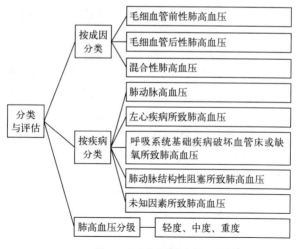

图 21-2　疾病分类与评估

3.肺高血压的治疗见图21-3。

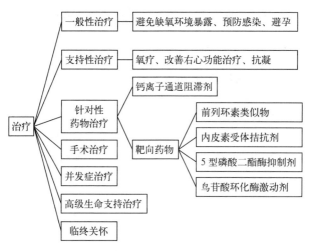

图21-3 疾病治疗

第二十二章 慢性肺源性心脏病

一、疾病诊疗要点

1.定义

肺源性心脏病（corpulmonale）简称肺心病，是由于呼吸系统疾病（包括支气管 - 肺组织、胸廓或肺血管病变）导致右心室结构和/或功能改变的疾病，肺血管阻力增加和肺动脉高压是其中的关键环节。

2.分类

根据起病缓急和病程长短，可分为急性肺心病和慢性肺心病两类。急性肺心病主要见于急性肺栓塞；慢性肺心病多继发于慢阻肺等慢性支气管 - 肺疾病。

3.病因

支气管 - 肺疾病、肺血管疾病、胸廓运动障碍性疾病，其他情况如原发性肺泡通气不足、睡眠呼吸暂停低通气综合征等可产生低氧血症，引起肺血管收缩，导致肺动脉高压，发展成慢性肺心病。

4.发病机制

肺心病的发生与演变过程可大致分为以下过程：

① 肺动脉高压使右心室后负荷增加，成为右心室做功增加的始动环节。

② 右心室为维持在后负荷增加情况下的正常心输出量和心室充盈压而产生代偿反应，即发生右心室肥厚。发生肥厚的右心室对肺动脉高压的代偿能力超过极限，则出现右侧心力衰竭，而某些诱因如感染则会反复诱发右侧心力衰竭发作。因此肺动脉高压是肺心病的始动和核心环节，不同疾病所致肺动脉高压的机制不完全一样。慢性肺心病除右心改变外（右心室、右心房增大肥厚），严重的右心结构和/或功能异常可导致左心室受损，同时由于缺氧、高碳酸血症、酸中毒等因素，会进一步影响左心功能。

5.临床表现

症状：本病发展缓慢，临床上除原有支气管、肺和胸廓疾病的各种症状和体征外，主要是逐步出现肺、心功能障碍以及其他脏器功能损害的表现。活动后呼吸困难、乏力和劳动耐力下降是最主要的症状，其他症状包括心悸、食欲不振、腹胀、恶心等。随病情进展上述症状逐渐加重，感染作为肺心病急性加重的诱因也可使上述症状加重。

体征：原发肺脏疾病体征包括肺气肿体征、干湿啰音；心脏血管体征包括肺动脉瓣区的第二心音（P2）＞主动脉瓣区的第二心音（A2），三尖瓣区可出现收缩期杂音或剑突下心脏搏动增强，颈静脉充盈甚至怒张，肝-颈静脉回流征阳性，下肢甚至躯干水肿，严重心力衰竭时出现腹腔积液、胸腔积液。

◀ 知识补充 ▶

颈静脉怒张检查：颈静脉是右心房的压力计，颈静脉充盈程度可反映右心房压力及容积的变化。患者取30°～45°的半卧位时，颈外静脉充盈高度超过锁骨上缘至下颌角间距的2/3即可诊断，称为颈静脉怒张。颈静脉怒张伴有肝-颈静脉回流征阳性者，是临床判定右心衰竭的一项重要指标。

肝-颈静脉回流征检查：嘱患者取30°～45°半卧位，避免憋气动作，检查者右手掌面轻贴于肝区，逐渐加压，持续10s，同时观察颈静脉怒张程度。正常人颈静脉不扩张，或施压之初可有轻度扩张，但迅即下降到正常水平，右心衰竭者颈静脉明显怒张，但于停止压迫肝脏后迅即下降。检查时患者闭口、憋气，将影响结果判断。

6.辅助检查

（1）X线胸片：肺动脉高压（残根征）和右心增大。

（2）心电图：肺型P波；电轴右偏，额面平均电轴≥+90°；V_1导联$R/S≥1$；重度顺钟向转位（V_5导联$R/S≤1$）；$RV_1+SV_5≥1.05mV$；aVR导联R/S或R/Q≥1；$V_1～V_3$导联呈QS、Qr或qr（需要与心肌梗死相鉴别）。

◆ 知识补充 ◆

肺型P波

右心房扩大时心电图可出现"肺型P波"，表现为P波在Ⅱ、Ⅲ、aVF导联增高≥0.25mV，且P波时限<0.11s。当慢阻肺肺气肿合并右心房肥大时P-QRS电压降低，Ⅱ、Ⅲ、aVF导联P波电压可能达不到0.25mV，此时如果P波呈高尖状，其电压达到同导联R波的1/2亦应考虑存在右心房肥大。

（3）超声检查：用于量化评价是否存在肺动脉压增高、右心室肥厚和/或扩张，当右心衰竭导致左心衰竭时EF值会显著减低。下肢深静脉超声检查可以及时发现深静脉血栓，尤其是对于卧床甚至下肢水肿的患者，临床实用性强。

7.诊断标准

（1）患者有慢阻肺或慢性支气管炎、肺气肿病史或其他胸肺疾病病史（原发于肺血管的疾病如特发性肺动脉高压、栓塞性肺动脉高压等可无相应病史）。

（2）存在活动后呼吸困难、乏力和劳动耐力下降。

（3）出现肺动脉压增高、右心室增大或右心功能不全的体征，包括颈静脉怒张、$P_2 > A_2$、剑突下心脏搏动增强、肝大压痛、肝-颈静脉回流征阳性、下肢水肿。

（4）心电图、X线胸片有提示肺心病的征象。

（5）超声心动图有肺动脉增宽、肺动脉压增高和右心增大、肥厚的征象。

符合（1）～（4）中的任一条加上（5），并除外其他疾病所致右心改变（如风湿性心脏病、心肌病、先天性心脏病）即可诊断为慢性肺心病。

8.鉴别诊断

肺心病需要与冠心病、风湿性心脏病、原发性心肌病等相鉴别。

9.治疗

治疗目标：减轻患者症状，改善患者生命质量和活动耐力，减少急性加重次数，提高患者生存率。

（1）缓解期（代偿期）的治疗：积极治疗基础支气管、肺疾病，延缓基础疾病进展；调节患者呼吸道免疫功能，预防感染；适度肺康复锻炼；动脉血氧分压<60mmHg的患者需要使用家庭氧疗或使用无创呼吸机治疗；吸烟的患者需要戒烟，包括避免接触二手烟等有害烟雾及粉尘刺激。

（2）急性加重期（失代偿期）的治疗：治疗和去除肺心病急性加重的诱发因素，如呼吸道感染；纠正呼吸衰竭；治疗心力衰竭。

（3）防治并发症：包括电解质紊乱及酸碱失衡、静脉血栓栓塞症（肺栓塞、下肢深静脉血栓）、心律失常、消化道出血等并发症的防治。

考虑到血流、血管、血液成分三因素共同参与深静脉血栓形成，慢阻肺、肺心病患者血液长期高凝状态并右心功能不全导致静脉系统血流瘀滞，因此是下肢深静脉血栓形成甚至肺栓塞疾病高危人群，需要适度抗凝治疗。

10.疾病管理

一级预防：主要是防治支气管、肺和肺血管等基础疾病，预防肺动脉高压、慢性肺心病的发生。

二级预防：积极治疗引起肺心病的支气管、肺和肺血管等基础疾病，控制基础疾病进展，减少因基础疾病的加重而导致肺心病。

三级预防：对于已经存在肺心病的患者，注意防止发生心功能不全。

二、诊疗思维导图

1.慢性肺心病的诊断见图22-1。

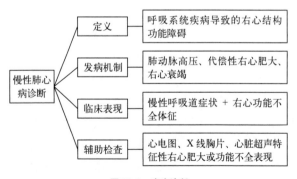

图22-1 疾病诊断

2.肺心病的分期及病因见图22-2。

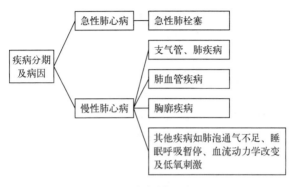

图22-2 疾病分期及病因

3.肺心病疾病的治疗见图22-3。

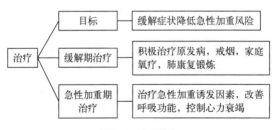

图22-3 疾病治疗

第二十三章 肺癌

一、疾病诊疗要点

1.定义

肺癌（lung cancer）世界卫生组织（WHO）定义为起源于呼吸上皮细胞（支气管、细支气管和肺泡）的恶性肿瘤，是最常见的肺部原发性恶性肿瘤。

2.分类

影像学分类：根据肺癌的发生部位分为中央型、周围型和特定部位。中央型肺癌发生在主支气管及叶、段支气管，常引起继发的阻塞性改变。周围型肺癌发生在段支气管远端。特定部位的肺癌如肺上沟瘤。

病理分类：肺癌主要组织类型为腺癌和鳞癌，约占全部原发性肺癌的80%。其次为小细胞癌，约占15%。其他少见类型原发性肺癌包括腺鳞癌、大细胞癌、唾液腺来源的癌（腺样囊性癌、黏液表皮样癌等）等。

肺腺癌的发展有四个不同的阶段，阶段之间通常有一个连续的发展过程，没有绝对的分界。某些肺部结节后来发展成肺腺癌遵循以下生长规律：非典型腺瘤样增生→原位腺癌→微浸润性腺癌→浸润性腺癌。从癌前病变阶段发展到癌症，一般需要几年甚至数十年左右的时间。

非典型腺瘤样增生（atypical adenomatous hyperplasia, AAH）。AAH是肺腺癌的癌前病变，直径常在0.5cm以内，CT扫描常以磨玻璃样改变为特点。镜下组织学表现在肺泡结构完好，肺泡上皮增生呈一致的立方形或矮柱状，有轻度非典型性，核仁缺乏或模糊。

原位腺癌是指肿瘤直径≤3cm，肿瘤细胞完全沿肺泡壁附壁式生长，细胞核异型性不明显，常见肺泡间隔增宽伴纤维化，无间质、血管或胸膜浸润。

微浸润性腺癌是指肿瘤直径≤3cm，主要呈附壁式生长，且任一浸润灶的最大径≤5mm，除外脉管侵犯、胸膜侵犯及肿瘤细胞气道内播散等危险因素。

肿瘤体积倍增时间（volume doubling time，VDT）

肿瘤体积倍增时间是指肿瘤体积增长1倍（直径增长约26%）所需的时间，是判断良恶性的重要指标之一。肺癌体积倍增时间：小细胞肺癌（30天左右）<大细胞癌（80天左右）<鳞癌（90天左右）<腺癌（既往认为是150天左右）<原位腺癌、微浸润腺癌（800～1200天左右），不典型腺瘤样增生被认为是良性病变，纯磨玻璃结节的体积倍增时间800天左右。需要注意的是肿瘤呈实体性生长的VDT较伏壁式生长的短，体积倍增时间小于30天常提示急性炎症，而大于400天多为良性肿瘤或肉芽肿病变。根据既往研究报道，VDT为400天是区分惰性和恶性病变的最佳截断值，VDT<400天为快速生长肿瘤，VDT≥400天为缓慢生长肿瘤。因此VDT可能是区分侵袭性和慢性癌症的关键参数。三维体积测量更易于精确对比结节体积的变化而确定倍增时间。肺腺癌较鳞癌、小细胞肺癌等组织类型倍增时间要长；分化好的肺癌较分化差或未分化的肺癌倍增时间长；肿瘤呈实体性生长比伏壁式生长倍增时间要短。需要注意的是肺腺癌本身生长

虽慢，但易发生早期转移、播散，不能仅仅根据局部肿块大小来预估其预后情况。

3.病因

吸烟与被动吸烟；空气污染；室内氡暴露；职业因素；肺癌家族史和遗传易感性；其他因素如营养与膳食、社会心理因素、免疫状态、雌激素水平、感染（HIV、HPV）、肺部慢性炎症、经济文化水平等。

4.癌细胞起源及临床特点

（1）肺鳞癌：起源于段及亚段支气管黏膜鳞状细胞上皮化生。根据癌巢角化细胞分化程度，将其分为高、中、低分化，鳞癌多见淋巴道和血行转移，也可直接侵犯纵隔淋巴结、支气管淋巴结和纵隔组织。影像学表现多为中央型肺癌。血行转移发生较晚，手术切除效果较好，对化疗、放疗敏感性低于小细胞肺癌。

（2）肺腺癌：起源于呼吸道腺上皮细胞，包括黏膜下腺体细胞、Clara细胞、II型肺泡上皮细胞。肺腺癌常发生于原先有肺损伤的区域，影像学表现多为周围型肺癌，肿瘤生长较缓慢，但早期即可侵犯血管及淋巴管引起远处转移。

（3）小细胞肺癌：多数起源于大气道支气管黏膜上皮Kulchisky细胞（嗜银细胞）或支气管黏膜干细胞，是一种神经内分泌细胞，属于神经内分泌肿瘤，电镜下绝大多数癌细胞胞质内可见神经内分泌颗粒，小细胞癌的神经内分泌颗粒可以分泌各种激素引起副肿瘤综合征。CT以中央型肺癌为主要表现。肺癌中恶性程度最高，肿瘤生长最迅速，早期即发生血行及淋巴道转移，对化疗、放疗均敏感。

（4）大细胞肺癌：多起源于周边肺实质，组织学既有腺样分化也有鳞状分化，呈现双向分化或间变的特点，影像学表现多为周围型肺癌。

（5）肺腺鳞癌：癌组织具有明确的腺癌、鳞癌的组织结构，两种成分混杂在一起或分别独立存在于瘤块内。

5.临床表现

（1）原发肿瘤局部生长引起的症状：咳嗽、咯血、呼吸困难、发热。

（2）原发肿瘤侵犯邻近器官、结构引起的症状：直接侵犯邻近结构如胸壁、膈肌、心包、膈神经、喉返神经、上腔静脉、食管，或转移性肿大淋巴结机械压迫上述结构，可以出现特异的症状和体征，包括胸腔积液、声音嘶哑、膈神经麻痹、吞咽困难、上腔静脉阻塞综合征、心包积液、Pancoast综合征等。

◆ 知识补充 ◆

Pancoast综合征： 位于肺尖部的肺癌称为肺上沟瘤，又称Pancoast综合征，因其周围空间狭小而易侵犯臂丛下神经根、星状神经节、交感神经节和肋间神经，产生肩部、肩胛骨内侧缘、上臂甚至前臂的疼痛，往往为阵发性加重的烧灼样痛，可伴皮肤感觉异常和不同程度的肌肉萎缩。如病变侵及颈部星状神经节（颈胸神经节，颈下神经节与第1胸交感神经节融合而构成）损伤交感神经功能可出现同侧霍纳（Horner）综合征，即同侧瞳孔缩小、眼球内陷、眼睑下垂和颜面无汗等。

（3）肿瘤远处转移引起的症状：最常见的是中枢神经系统转移而出现的头痛、恶心、呕吐等症状。骨转移则通常出现较为剧烈而且不断进展的疼痛症状。

（4）肺癌的肺外表现：常见于小细胞肺癌，包括高钙血症、抗利尿激素分泌异常综合征、异位库欣综合征、副肿瘤性神经综合征（近端肌肉无力、反射降低和自主神经功能失常）、血液系统异常（类白血病反应、血小板增多、凝血功能异常、DIC）、皮肤表现（皮肌炎、黑棘皮病）。

◆ **知识补充** ◆

（1）副肿瘤性神经综合征：副肿瘤性神经综合征是恶性肿瘤间接效应引起的一组神经系统症状与体征，脑、脊髓、周围神经、神经肌肉接头及肌肉等多器官均可受累，临床表现多样，多见于小细胞肺癌患者，可表现为近端肌肉无力、反射降低和自主神经功能失常等，并往往发生于肺癌确诊之前。

（2）异位库欣综合征：源于肿瘤细胞异位分泌产生的促肾上腺皮质素类物质，好发于小细胞肺癌。可有低血钾、高血糖、高血压表现，有些患者可能出现特征性的"满月脸"。

6. 辅助检查

（1）一般检查

① 病理检查：包括组织病理学和细胞病理学检查，

细胞病理学检查包括痰涂片查肿瘤细胞、支气管镜毛刷涂片查肿瘤细胞、胸水涂片查肿瘤细胞。病理学检查发现肿瘤细胞是确诊肺癌的金标准。

对于小的（肿瘤直径≤3cm）手术切除腺癌标本，判断浸润程度很重要，活检标本或内镜下冰冻取材标本中不能诊断原位腺癌及微小浸润性腺癌。大细胞癌是未分化型非小细胞肺癌，缺乏小细胞癌、腺癌及鳞状细胞癌的细胞形态、组织结构和免疫组织化学特点，诊断需要手术标本经充分取材后作出，非手术切除标本或细胞学标本不能诊断。

② 胸部CT检查：胸部CT是目前肺癌诊断、分期、疗效评价及治疗后随诊中最重要和最常用的影像检查方法，通常需要行增强CT检查以明确肿瘤与周围正常肺组织边界以及肿瘤血供情况。

③ PET-CT检查：PET-CT是诊断肺癌、分期与再分期、放疗靶区勾画、评估疗效和预后的最佳方法之一，推荐有条件者进行该检查。但PET-CT对脑和脑膜转移敏感性相对较差。

④ 磁共振检查：磁共振检查不推荐用于肺癌的常规诊断，但可选择性地用于判断胸壁或纵隔受侵情况、显示肺上沟瘤与臂丛神经及血管的关系，特别适用于

判定脑、椎体有无转移，必要时行增强磁共振检查。

⑤ 骨扫描：包括全身平面骨显像、SPECT/CT断层骨显像、xSPECT/CT刻骨技术。骨扫描是判断及筛查骨转移的首选方式，具有灵敏度高、全身一次成像、不易漏诊的优点，尤其是将核医学功能显像技术叠加放射医学CT断层扫描显像技术，使得病变部位骨组织显像更为清晰。

⑥ 超声检查：超声检查可用于颈部、锁骨上窝及腋下、腹股沟等处浅表部位淋巴结的检查。可用于检查腹部实质性脏器有无转移，但为进一步明确腹部是否存在肿瘤转移灶，通常需要进行腹部CT检查。

⑦ 血清肿瘤标志物检查：癌胚抗原（CEA）、神经元特异性烯醇化酶（NSE）、细胞角蛋白19片段（CYFRA21-1）、胃泌素释放肽前体（ProGRP）、鳞状上皮细胞癌抗原（SCC）等。以上肿瘤标志物联合检测可提高其在临床应用中的灵敏度和特异度。需要注意的是ProGRP、SCC浓度升高也会出现在肾功能不全的患者中，其水平与血清肌酐明显相关，因此，当ProGRP水平升高而与患者临床症状不相符时，应首先评估患者血清肌酐水平。SCC的检测可应用于一般的鳞状上皮肿瘤，一般认为其对肺鳞状细胞癌有较高的

特异性，可以辅助组织学诊断，皮肤和唾液污染以及肾功能衰竭患者会导致其假性升高。NSE和ProGRP是辅助诊断小细胞癌（SCLC）的理想指标。血清中CEA、SCC和CYFRA21-1水平的升高有助于非小细胞癌（NSLCL）的诊断，SCC和CYFRA21-1一般认为其对肺鳞癌有较高的特异性。

（2）精准医学检查：在组织学上，肺癌分为非小细胞肺癌和小细胞肺癌，大多数非小细胞肺癌患者在确诊时已属晚期。随着精准医学的发展，非小细胞肺癌患者治疗策略愈加细化，根据国内外有关指南，可以将非小细胞肺癌患者细分为驱动基因阳性、驱动基因阴性、程序性死亡受体配体1（programmed cell death-ligand 1，PD-L1）不同程度表达者。

① 基因检测：采用二代测序技术对组织病理样本或血液样本进行循环肿瘤DNA突变基因检测，突变基因阳性者可进行基因靶向治疗。非小细胞肺癌检测推荐必检基因*EGFR*、*ALK*、*ROS1*和扩展基因*Braf*、*Kras*、*Ret*、*Met*、*Her-2*等。亚裔人群肺腺癌*EGFR*基因敏感，突变阳性率约为50%。*EGFR*突变检测应涵盖EGFR18、19、20、21号外显子。

二代基因测序（next generation sequencing，NGS）

又称为高通量测序，该技术能够同时对上百万甚至数十亿个DNA进行分析，实现了高通量测序的目标。推荐所有病理诊断为肺腺癌、含有腺癌成分的肺癌以及不能分型的晚期新发或术后复发的NSCLC患者常规进行基因检测。对经小标本活检诊断为含有腺癌成分或具有腺癌分化的混合型鳞癌，以及年轻或不吸烟/少吸烟肺鳞癌患者，也推荐进行基因突变检测。

② 免疫检测：PD-L1检测联合肿瘤突变负荷（tumor mutation burden，TMB）检测，肿瘤组织PD-L1高表达（＞50%）、肿瘤突变负荷高者（＞10/兆碱基对），往往预示着对肿瘤进行免疫治疗效果可能较好，此项检查仅具有一定的临床指导意义。

7.诊断标准

肺癌的临床表现并无特异性，其确诊依赖于病理检查并配合其他辅助检查以提高诊断可靠性。组织标本病理检查可以确定有无肿瘤及对肿瘤进行分型，对于形态学不典型的病例需结合免疫组化染色综合分析肿瘤类型。

8.鉴别诊断

肺癌的鉴别诊断见表23-1。

表 23-1   肺癌鉴别诊断

鉴别点	鉴别疾病
支气管阻塞性病变	肺炎、肺结核、结节病、右肺中叶综合征、支气管内异物、支气管结石、支气管腔内良性肿瘤等
肺结节、肿块性病变	肺结核、球形肺炎、肺脓肿、肺隔离症、机化性肺炎、肺真菌感染、球形肺不张等

9.肺癌评估

（1）肺癌风险评估：美国国立综合癌症网络（National Comprehensive Cancer Network，NCCN）《肺癌筛查实践指南》给出了肺癌筛查风险评估因素（图23-1）。按 NCCN《肺癌筛查实践指南》建议高危组进行肺癌常规筛查如低剂量胸部CT平扫，但不建议低危组和中危组进行筛查。NCCN吸烟相关肺癌风险评估见表23-2。

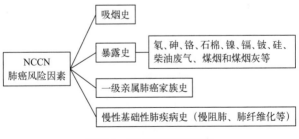

图 23-1   NCCN肺癌风险因素

表23-2　NCCN吸烟相关肺癌风险评估

危险度分级	内容
低危	年龄＜50岁和吸烟史＜20（包·年）
中危	年龄≥50岁，吸烟史或被动吸烟接触史≥20（包·年）
高危	年龄55～74岁，吸烟史≥30（包·年），戒烟史＜15年

（2）组织类型评估：肺癌主要组织类型为鳞状细胞癌和腺癌，还包括腺鳞癌、大细胞癌、神经内分泌癌、小唾液腺来源的癌（腺样囊性癌、黏液表皮样癌以及恶性多形性腺瘤）等。

（3）分期评估：原发性肺癌分期目前采用国际通用的第八版TNM分期系统（表23-3）。

肺癌病理分期（pathology，TNM）：

T分期（原发肿瘤）

pTx：未发现原发肿瘤，或者通过痰细胞学或支气管灌洗发现癌细胞，但影像学及支气管镜无法发现。

pT0：无原发肿瘤的证据。

pTis：原位癌

pT1：肿瘤最大径≤3cm，周围包绕肺组织及脏层胸膜，支气管镜见肿瘤侵及叶支气管，未侵及主支气管。

表23-3　肺癌临床分期

第八版TNM分期					
		N0	N1	N2	N3
T1 M0	T1a	ⅠA1	ⅡB	ⅢA	ⅢB
	T1b	ⅠA2			
	T1c	ⅠA3			
T2 M0	T2a	ⅠB			
	T2b	ⅡA			
T3 M0		ⅡB	ⅢA	ⅢB	ⅢC
T4 M0		ⅢA			
M1 (任何T 任何N)	M1a	ⅣA			
	M1b				
	M1c	ⅣB			

pT1mis：微小浸润性腺癌。

pT1a：肿瘤最大径≤1cm。

pT1b：1cm＜肿瘤最大径≤2cm。

pT1c：2cm＜肿瘤最大径≤3cm。

pT2：3cm＜肿瘤最大径≤5cm；或者肿瘤侵犯主支气管（不常见的表浅扩散型肿瘤，不论体积大小，侵犯限于支气管壁时，虽可能侵犯主支气管，仍为T1），但未侵及隆突；侵及脏层胸膜；有阻塞性肺炎或者部分或全肺肺不张。符合以上任何1个条件即归为T2。

pT2a：3cm＜肿瘤最大径≤4cm。

pT2b：4cm＜肿瘤最大径≤5cm。

pT3：5cm＜肿瘤最大径≤7cm；或任何大小肿瘤直接侵犯以下任何1个器官，包括胸壁（包含肺上沟瘤）、膈神经、心包；同一肺叶出现孤立性癌结节。符合以上任何1个条件即归为T3。

pT4：肿瘤最大径＞7cm；无论大小，侵及以下任何1个器官，包括纵隔、心脏、大血管、喉返神经、隆突、主气管、食管、椎体、膈肌；同侧不同肺叶内孤立癌结节。

N-区域淋巴结

pNx：区域淋巴结无法评估。

pN0：无区域淋巴结转移。

pN1：同侧支气管周围及（或）同侧肺门淋巴结以及肺内淋巴结有转移，包括直接侵犯而累及的。

pN2：同侧纵隔内及（或）隆突下淋巴结转移。

pN3：对侧纵隔、对侧肺门、同侧或对侧前斜角肌及锁骨上淋巴结转移。

M-远处转移

Mx：远处转移不能被判定。

pM1a：局限于胸腔内，对侧肺内癌结节；胸膜或心包结节；或恶性胸膜（心包）渗出液。

pM1b：超出胸腔的远处单器官单灶转移（包括单个非区域淋巴结转移）。

pM1c：超出胸腔的远处单器官多灶转移/多器官转移。

临床分期标准：

0期（隐匿性癌）：TisN0M0。

ⅠA1期：T1a（mis）N0M0，T1aN0M0。

ⅠA2期：T1bN0M0。

ⅠA3期：T1cN0M0。

ⅠB期：T2aN0M0。

ⅡA期：T2bN0M0。

ⅡB期：T1a～cN1M0，T2aN1M0，T2bN1M0，T3N0M0。

ⅢA期：T1a～cN2M0，T2a～bN2M0，T3N1M0，T4N0M0，T4N1M0。

ⅢB期：T1a～cN3M0，T2a～bN3M0，T3N2M0，T4N2M0。

ⅢC期：T3N3M0，T4N3M0。

ⅣA期：任何T、任何N、M1a，任何T、任何N、M1b。

ⅣB期：任何T、任何N、M1c。

10.肺癌治疗

肺癌的治疗应当采取多学科综合治疗（multiple disciplinary team，MDT）与个体化治疗相结合的原则，即根据患者的身体状况、肿瘤的病理组织学类型和分子分型、侵及范围和发展趋向采取多学科综合治疗的模式，有计划、合理地应用手术、放疗、化疗、基因靶向治疗和免疫治疗等手段，以期达到最大程度地延长患者的生存时间、提高生存率、控制肿瘤进展和改善患者的生活质量。与小细胞肺癌相比非小细胞肺癌的治疗方案可有多种选择，根据患者体能状态、驱动基因状态以及PD-L1表达水平，晚期NSCLC治疗可选择靶向治疗、含铂方案化疗或免疫治疗等。与此同时，抗血管生成药物也成为晚期NSCLC治疗的重要选择之一。

（1）手术切除：外科手术根治性切除是早期（Ⅰ期、Ⅱ期）非小细胞肺癌的推荐优选局部治疗方式。ⅢA和少部分ⅢB期NSCLC的治疗模式分为不可切除和可切除。对于不可切除者,治疗以根治性同步放化疗为主,对于可切除者,治疗模式是以外科为主导的综合治疗。ⅢC期和绝大部分ⅢB期归类为不可切除的Ⅲ期NSCLC,治疗以根治性同步放化疗为主要治疗模式。局限期小细胞肺癌部分患者可以选择手术治疗,广泛期患者不能采取根治性手术切除治疗。

(2)化疗:肺癌常用的化疗方案见表23-4。

表23-4 肺癌常用化疗方案

适应证	方案
肺鳞癌	吉西他滨+铂类 多西他赛+铂类
肺腺癌	培美曲塞+铂类 多西他赛+铂类
小细胞肺癌	依托泊苷+铂类 伊立替康+铂类

化疗后需要定期进行肿瘤全身检查,如每化疗2～3个周期进行一次大评估,其中包括血液化验、胸部影像学检查、体力状况评分(表23-5,表23-6)。评估化疗效果及相关不良反应有助于及早发现肿瘤耐药或严重化疗药不良反应以便及时调整治疗方案。

表 23-5　肺癌患者体力状况 Zubrod-ECOG-WHO
（ZPS，5 分法）评分标准

体力状况	分级
正常活动	0
症状轻，生活自在，能从事轻体力活动	1
能耐受肿瘤的症状，生活自理，白天卧床时间不超过 50%	2
症状严重，白天卧床时间超过 50%，但还能起床站立，部分生活能够自理	3
病重卧床不起	4
死亡	5

表 23-6　肺癌患者体力状况 Karnofsky
（卡氏，KPS，百分法）评分标准

体力状况	评分
正常，无症状和体征	100 分
能进行正常活动，有轻微症状和体征	90 分
勉强进行正常活动，有一些症状或体征	80 分
生活能自理，但不能维持正常生活和工作	70 分
生活能大部分自理，但偶尔需要别人帮助	60 分
常需要人照料	50 分
生活不能自理，需要特别照顾和帮助	40 分
生活严重不能自理	30 分

体力状况	评分
病重，需要住院和积极地支持治疗	20分
重危，临近死亡	10分
死亡	0分

关于肿瘤患者体力状况评分，KPS评分一般要求不小于70分，ZPS评分一般要求不大于2，才考虑化疗。

（3）放射治疗：晚期肺癌放射治疗主要包括姑息放疗和预防性放疗等。姑息性放疗适用于对晚期肺癌原发灶和转移灶的减症治疗，以减轻局部压迫症状、骨转移导致的疼痛以及脑转移导致的神经症状等，关于是否进行预防性脑照射治疗需要充分权衡收益风险比，因为一旦出现放射性脑炎会严重影响患者的生存质量。

（4）肺癌驱动基因特点

① *EGFR*突变：表皮生长因子受体（EGFR）是一种跨膜酪氨酸激酶型受体，可被细胞外配体激活并向下游传递信号，促进细胞增殖等功能。表皮生长因子受体基因位于第7号染色体短臂上，有28个外显子。其中EGFR酪氨酸激酶区域的突变主要发生在18～21

外显子。*EGFR*基因是目前肺癌研究最充分的分子靶点。*EGFR*基因突变是NSCLC东亚人群中最常见的驱动基因突变，*EGFR*突变常见于不吸烟的女性肺腺癌患者。*EGFR*基因突变包含18、19、20、21号外显子29个突变类型。其中单纯敏感突变包括18外显子*G719X*突变、19外显子缺失及21外显子*L858R*和*L861Q*突变。其余为单纯耐药突变，包括20外显子*T790M*和*S7681*突变及20外显子插入突变或耐药突变和敏感突变共存。中国人群单纯*EGFR*基因敏感突变发生率约为50%。

② *KRAS*基因突变率在人种之间存在差异，西方NSCLC人群中*KRAS*突变率较高，在肺腺癌中达30%。亚洲NSCLC人群的突变率为4%～24%，*KRAS*突变与性别、吸烟与否的关系尚有争议。

③ *ALK*基因融合（钻石突变）：国内杨衿记等综合了全球17个实验结果得出，在未经选择的NSCLC患者中，*EML4-ALK*基因融合的发生率为0.4%～11.7%。东方人的阳性率为4.1%。在年轻NSCLC患者中，发生*ALK*基因融合的概率高，在年龄＜51岁的患者中，发生*ALK*基因融合的概率高达18.5%。有文献报道*ALK*基因融合情况多见于男性肺腺癌患者。据文献报道*ALK*基因融合患者病理组织学类型常见于腺泡型腺癌、

实性腺癌、黏液癌及印戒细胞癌，常见于年轻的肺腺癌患者，发现时常为晚期，ALK融合基因是否与吸烟有关尚存在争议。

④ *ROS1* 是一种原癌基因，位于6号染色体上，与 EGFR、ALK同属受体酪氨酸激酶家族，编码胰岛素受体的一种，NSCLC患者中 *ROS1* 常与其他基因发生融合，从而持续激活下游信号，促进细胞生长与增殖。现有研究表明，ROS1在 *NSCLC* 中的突变率1%～2%，常见于年轻、不吸烟或少量吸烟的腺癌患者中。

⑤ *BRAF* 突变在肺癌中突变率较低，大致为1%～3%，中国NSCLC患者 *BRAF* 突变率较低，*BRAF* 突变能够和 *EGFR* 突变共存。原发 *BRAF* 突变和 *EGFR* 突变共存的患者对EGFR-TKI有一定的敏感性。最常见的突变位点为BRAF V600E。其他常见的 *BRAF* 突变包括 *BRAF G449AIV* 和 *BRAF D594G* 突变，在 *BRAF* 突变的NSCLC患者中分别占35%和6%。*BRAF* 突变与性别、吸烟与否的关系尚有争议。据既往Meta分析表明女性中 *BRAF V600* 突变率显著高于男性患者。*BRAF V600* 突变在女性患者中突变频率较高的原因可能与雌激素水平相关。

⑥ *RET* 基因融合突变：*RET* 原癌基因位于10号染

色体，*RET*基因融合多见于肺腺癌中，在中国人中的发生率约1.6%。*RET*基因融合可发生于非小细胞肺癌，目前四个*RET*基因的融合伴侣基因被鉴定出来，分别是*KIF5B*、*CCDC6*、*TRIM33*和*NCOA4*，其中*KIF5B*是最主要的融合基因。非小细胞肺癌患者发生*RET*基因融合只占1%～2%，而且*RET*基因与其他驱动基因如*EGFR*、*KRAS*、*ALK*、*HER2*和*BRAF*是互相排斥的，很少同时出现，即*RET*基因是一个独立的非小细胞肺癌的驱动基因。*RET*基因融合比较常见于不吸烟的肺腺癌患者。

⑦ *MET*突变包括基因扩增、融合、14号外显子跳跃突变、重排、蛋白过表达等形式，其中在3%的肺腺癌中发现了MET外显子14突型。大多数MET外显子14突变的患者，对MET抑制剂具有较好的临床反应。MET扩增在NSCLC患者中的发生率为1%～4%。在一项研究中发现具有高水平MET扩增的患者，对克唑替尼的反应率较高，而在低水平MET扩增的患者中，则反应率很低。

⑧ *HER2*突变：主要表现为基因扩增和突变（主要为外显子20插入突变），NSCLC患者特征*HER2*驱动基因突变约占非鳞状非小细胞肺癌3%，多见于女性、不

吸烟史，年龄稍小者，与无*HER2*突变或其他突变的NSCLC相比，脑转移发生率较高。*HER2*突变提示预后不良及生存期短，对化疗敏感性也较差且易复发。

⑨ *NTRK*基因融合突变：神经营养酪氨酸受体激酶（neurotrophic tyrosine kinase，NTRK）融合突变是多个实体瘤的驱动突变，在高加索人群中，这一突变约占整个NSCLC驱动突变的0.2%，目前*NTRK*基因突变尚无基于中国人群的数据。

（5）肺癌基因靶向治疗

① 肺癌基因靶向治疗的具体用药见表23-7。

表23-7　基因靶向治疗

分子检测	靶向治疗药物
*EGFR*突变	吉非替尼、厄洛替尼、埃克替尼、阿法替尼、奥希替尼
*EGFR*突变+*T790M*突变	奥希替尼、阿美替尼、伏美替尼
*KRAS*突变	索托拉西布（*KRAS G12C*突变）
*ALK*突变（钻石突变）	克唑替尼、塞瑞替尼、阿来替尼、布加替尼、劳拉替尼、恩曲替尼
*ROS1*突变	克唑替尼、塞瑞替尼、劳拉替尼、布加替尼、卡博替尼、恩曲替尼、洛普替尼
*BRAF V600E*突变	达拉非尼、曲美替尼、威罗菲尼

分子检测	靶向治疗药物
RET突变	普拉替尼
MET突变	赛沃替尼、克唑替尼、卡博替尼、恩沙替尼、特泊替尼、卡马替尼
HER2突变	单克隆抗体联合细胞毒性药物如曲妥珠单抗+多西他赛；抗体偶联药物如曲妥珠单抗-美坦新（T-DM1）、德曲妥珠单抗（T-DXd）；TKI类药物如阿法替尼、达克替尼、波齐替尼、吡咯替尼
NTRK突变	拉罗替尼、恩曲替尼

② 肺癌基因靶向药物迭代

a. EGFR突变靶向药物分为三代：一代有吉非替尼、厄洛替尼和埃克替尼。二代有阿法替尼。三代（血脑屏障透过性好）有奥希替尼、阿美替尼、伏美替尼。

b. ALK突变靶向药物主要分为四代：一代（血脑屏障透过性差）有克唑替尼。二代（血脑屏障透过性好）：塞瑞替尼（副作用较大）、阿来替尼、布加替尼（布加替尼可用于EGFR+ALK双突变患者）。三代（血脑屏障透过性好）：劳拉替尼，可抑制克唑替尼耐药的9种突变，具有较强的血脑屏障透过能力，特别适合对其他ALK突变靶向药耐药的晚期NSCLC患者，即使劳拉替尼出现耐药，之前被放弃的药物仍可能有效，所以认为 *ALK* 突变是一种"钻石突变"。第四代 ALK-TKI 正在研发中，如 TPX-0131、TPX-0005。

靶向药物治疗都有一个短板就是耐药，使用克唑替尼的患者往往在 1～2 年内出现对克唑替尼的耐药，以中枢神经系统的复发较为常见。

（6）非小细胞肺癌免疫检查点抑制剂治疗：PD-1/PD-L1 抗体是通过与 PD-1 或 PD-L1 的结合来阻断该通路，恢复机体对肿瘤细胞的免疫杀伤功能。

目前国内获批上市的 PD-1 抗体有纳武利尤单抗（Nivolumab，商品名 Opdivo "欧狄沃"）、帕博利珠单抗（Pembrolizumab，商品名 Keytruda "可瑞达"）、JS-001（商品名 "拓益"）、信迪利单抗（Sintilimab，商品名 "达伯舒"）、卡瑞利珠单抗（Camrelizumab，商品名 "艾瑞卡"）以及替雷利珠单抗（Tiselizumab，商品名 "百泽安"）。

国内获批上市的 PD-L1 抗体有度伐利尤单抗（Durvalumab，商品名 "英飞凡"）。国外上市的 PD-L1 抗体有阿特珠单抗（Atezolizumab）、阿维鲁单抗（Avelumab）。

（7）抗血管生成治疗

① 抗 VEGF 治疗：贝伐珠单抗。

② 广泛靶点酪氨酸激酶抑制剂：安罗替尼。

③ 血管内皮抑制素类似物：重组人血管内皮抑素。

（8）支持和姑息治疗：支持和姑息治疗目的在于缓解症状、减轻痛苦、提高生活质量、提高抗肿瘤治疗的依从性。所有晚期肺癌患者都应全程接受姑息医学的症状筛查、评估和治疗。筛查的症状既包括疼痛、呼吸困难、乏力等常见躯体症状，也应包括睡眠障碍、焦虑抑郁等心理问题。

11. 肺癌预后及健康管理

肺癌患者的预后是由综合的临床病理特征决定的。肿瘤临床病理分期、患者身体状况、年龄及性别、白细胞计数、高钙血症、血液肿瘤标志物水平等与肺癌患者预后有重要的相关性。TNM分期是预测肺癌患者生存时间最主要也最稳定的指标，不同临床分期的患者预后具有明显差异。综合分析2000年至2009年几项较大规模的统计结果显示，我国非小细胞肺癌患者中，Ⅰ期5年生存率约为70%，Ⅱ期约50%，Ⅲ期约15%，Ⅳ期约为5%；小细胞肺癌患者分别为45%、25%、8%、3%。肺癌治疗后还需要定期复查，包括影像学检查、血肿瘤标志物检查，复查目的在于监测疗效，早期发现肿瘤的复发和转移。

二、诊疗思维导图

1.肺癌疾病的诊断见图23-2。

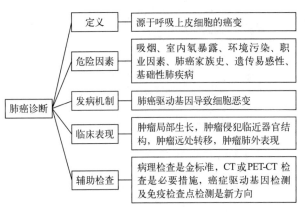

图23-2　疾病诊断

2.肺癌的病情评估见图23-3。

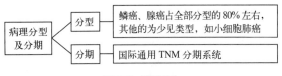

图23-3　病情评估

3.肺癌的治疗见图23-4。

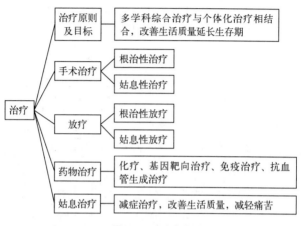

图23-4 疾病治疗

第二十四章　气胸

一、疾病诊疗要点

1.定义

胸膜腔是不含气体的密闭的潜在性腔隙，当气体进入胸膜腔或胸膜腔内产生气体，造成积气状态时称为气胸（pneumothorax）。

2.分类

① 依据胸膜破损情况分类：闭合性（单纯性）气胸、交通性（开放性）气胸、张力性（高压性）气胸。

② 依据气胸形成原因分类：自发性、创伤性和医源性三类，自发性气胸又可分为原发性气胸和继发性气胸。

3.病因

造成胸膜腔内出现气体的原因包括：胸膜腔外气体进入胸膜腔（分为经支气管肺进入或经胸壁进入）；

胸膜腔内产生气体。

4.发病机制

胸腔内出现气体仅在三种情况下发生：肺泡与胸腔之间产生破口。胸壁创伤产生与胸腔的交通。胸腔内有产气的微生物繁殖。

5.临床表现

症状：急性大量气胸可出现胸闷、胸痛、呼吸困难等症状，但是症状轻重与有无肺的基础疾病及功能状态、气胸发生的速度、胸膜腔内积气量及其压力大小三个因素有关。若原已存在严重肺功能减退，即使气胸量小，也可有明显的呼吸困难，即症状与气胸量不成比例。健康年轻人即使肺压缩80%以上，气胸症状亦可以很轻。

体征：听诊患侧呼吸音减低，叩诊呈鼓音。左侧少量气胸或纵隔气肿时，可在左心缘处听到与心跳一致的气泡破裂音，称Hamman征。

6.辅助检查

（1）胸部X线检查：该检查是诊断气胸的重要方法，可显示肺受压程度、肺内病变情况以及有无胸膜粘连、胸腔积液及纵隔移位等。

（2）胸部CT检查：胸部CT表现为胸膜腔内出现极低密度的气体影，伴有肺组织不同程度的萎陷改变。对于小量气胸、局限性气胸以及肺大疱与气胸的鉴别，CT比X线胸片更敏感和准确。CT对气胸量大小的评估也更为准确。

7.诊断标准

胸部影像学检查可确诊，胸部X线检查可见特征性气胸线，但胸部CT检查有助于进一步辅助鉴别诊断并评估肺部病变以及是否存在基础性肺疾病情况。

8.病情评估

（1）气胸量的评估：可依据X线胸片判断，气胸容量近似于肺直径立方和单侧胸腔直径立方的比率 [（单侧胸腔直径^3－肺直径^3）/单侧胸腔直径^3]。在肺门水平侧胸壁至肺边缘的距离为1cm时，约占单侧胸腔容量25%，2cm时约50%。故从侧胸壁与肺边缘的距离＞2cm为大量气胸，＜2cm为小量气胸。如从肺尖气胸线至胸腔顶部估计气胸大小，距离＞3cm为大量气胸，＜3cm为小量气胸。

（2）患者病情严重程度的评估。稳定性气胸可有以下临床表现：呼吸频率＜24次/min；心率60～120次/min；血压正常；呼吸室内空气时SaO_2＞90%；两次呼吸间隔说话成句。否则为不稳定气胸。

9.鉴别诊断

需要与哮喘发作、慢性阻塞性肺疾病、急性心肌梗死、肺血栓栓塞症、肺大疱、消化性溃疡穿孔、胸膜炎、肺癌、膈疝等鉴别。自发性气胸尤其是老年人和原有慢性心肺疾病患者，气胸临床表现酷似其他心、肺、胃肠道急症。

10.治疗

应根据气胸的类型与病因、发生频次、肺压缩程度、病情严重程度及有无并发症等选择适当的治疗方案。部分轻症者可经保守治疗治愈，但多数需做胸腔减压帮助患肺复张，少数患者需手术治疗。

（1）保守治疗：适用于稳定性小量气胸，仅呼吸空气时胸腔毛细血管网每日可自行吸收气胸量的1.25%～2%，而吸氧治疗则可加速气体吸收尤其是较高的氧浓度。

氧疗可促进气胸吸收原理

正常情况下血管内气体毛细血管压之和为706mmHg（pH_2O=47mmHg，pCO_2=46mmHg，pN_2=573mmHg，pO_2=40mmHg），气胸时胸膜腔压力为大气压760mmHg，那么胸膜腔内气体被毛细血管自行吸收的绝对梯度为54mmHg（760mmHg–706mmHg），如果此时患者吸入100%纯氧则会导致胸膜毛细血管内氮气分压下降至零，而氧分压维持在100mmHg以下，结果产生气体毛细血管压下降至约200mmHg，经计算此时经氧疗后产生的气体吸收的净梯度约为760mmHg–200mmHg=560mmHg，约为不吸氧状态的十倍，基于此理论吸氧治疗可加速气胸吸收，但具体临床治疗时需要注意长时间高于60%浓度吸氧反而会对肺泡造成氧化损伤，需要适当调节氧流量。

（2）排气疗法：包括胸腔穿刺抽气、胸腔闭式引流术。对于局限性气胸，尤其是可疑存在胸膜粘连的情况下，在实施排气疗法前需要CT影像资料作为参考，以准确定位胸腔穿刺点。胸腔闭式引流设备的引流导管应放置于液面以下1～2cm。胸腔闭式引流设备可连接负压调节吸引机调压，一般负压为-10～-20cmH$_2$O。

（3）化学性胸膜固定术治疗：如胸膜腔内注入注射用乳糖酸红霉素+5%葡萄糖注射液。由于化学性胸膜固定术后患者胸膜疼痛剧烈，要在实施胸膜固定术之前给予止痛预处理，包括预先给予止痛药物治疗（如肌注布桂嗪），并且麻醉胸膜（如胸膜腔注射利多卡因），当胸膜腔内注射药物结束后需要嘱患者左右翻身活动，让胸膜充分接触利多卡因，预处理后再进行化学性胸膜固定术治疗。化学性胸膜固定术可每周进行2次，每次治疗后观察术后效果并复查胸部X线片，以提高疗效。

（4）支气管内封堵术治疗。

（5）手术治疗（胸腔镜、开胸手术）。

（6）治疗并发症（纵隔气肿、皮下气肿、肺复张性肺水肿、脓气胸、血气胸）。

11.疾病健康管理

在地面已经发生气胸患者禁止乘坐飞机，因为在高空飞机机舱内维持压力低于海平面大气压，气道内压力进一步下降，导致肺脏受到进一步压迫，可加重病情甚至出现生命意外。交通性气胸以及较大容量的闭合性气胸患者都不能乘坐飞机，某些气胸破裂孔持续开放，空气自由进出胸膜腔，胸腔内压接近大气压，在乘机时裂孔在外界气压降低的情况下，有可能呈现出单向活瓣作用，将交通性气胸转变为张力性气胸。英国胸科学会建议如果气胸患者未接受外科手术治疗，气胸发生后1年内不要乘坐飞机。

二、诊疗思维导图

1.气胸的诊断见图24-1。

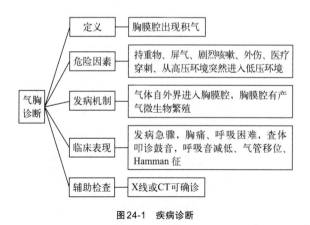

图24-1　疾病诊断

2.气胸的病情评估见图24-2。

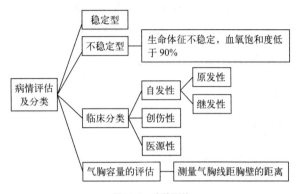

图24-2　病情评估

3.气胸的治疗见图24-3。

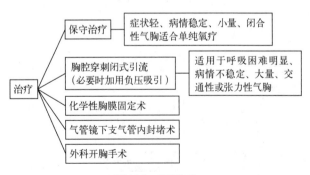

图24-3　疾病治疗

第二十五章 胸腔积液

一、疾病诊疗要点

1.定义

任何因素使胸膜腔内液体形成过快或吸收过缓，即产生胸腔积液（pleural effusion），简称胸水。

2.病理生理

胸膜腔是位于肺和胸壁之间的一个潜在的腔隙。在正常情况下脏层胸膜和壁层胸膜表面上有一层很薄的液体，在呼吸运动时起润滑作用。胸膜腔和其中的液体并非处于静止状态，在每一次呼吸周期中胸膜腔形状和压力均有很大变化，使胸腔内液体持续滤出和吸收并处于动态平衡。

胸水的引流主要依赖于壁层胸膜间皮细胞下的淋巴管微孔经淋巴管回吸收，胸腔积液滤过在胸腔的上部大于下部，吸收则主要在横膈胸膜和胸腔下部的纵隔胸膜。任何因素使胸膜腔内液体形成过快或吸收过缓可产生胸腔积液。

3.临床表现

症状：呼吸困难是最常见的症状，伴有咳嗽、胸痛。症状和积液量有关，积液量少于300～500mL时症状不明显，大量积液时心悸及呼吸困难明显，甚至可致呼吸衰竭。

体征：体征与积液量有关，少量积液可无明显体征，或可触及胸膜摩擦感及闻及胸膜摩擦音。中至大量积液时，患侧胸廓饱满，触觉语颤减弱，局部叩诊浊音，呼吸音减低或消失，气管、纵隔向健侧移位。慢性脓胸患者可表现为消瘦、杵状指、胸膜增厚引起的胸廓塌陷，气管、纵隔可向患侧移位。

4.辅助检查

（1）胸部CT检查：可显示少量的胸腔积液、肺内病变、肿瘤、淋巴结等病变，有助于病因诊断。

（2）胸部超声检查：估计胸腔积液的深度和积液量，协助胸腔穿刺定位。对于包裹性和少量的胸腔积液可行B超引导下胸腔穿刺以降低穿刺风险。

（3）胸水检查：胸水常规、生化、肿瘤标志物、病理、抗酸染色、细菌培养、真菌培养、病原微生物宏基因检测、免疫学检查（抗核抗体、类风湿因子、补体、γ干扰素）。

（4）胸膜活检术：可用于鉴别诊断肿瘤、结核和其他胸膜肉芽肿性病变。

5.诊断

胸腔积液的诊断分3个步骤：

（1）第一步：确定有无胸腔积液。

（2）第二步：鉴别漏出液与渗出液（表25-1）。

表25-1　渗出液与漏出液性质鉴别

鉴别点	渗出液	漏出液
李凡他试验	阳性	阴性
颜色	颜色深	清澈透明
凝固性	可自行凝固	不凝固
密度	> 1.018	< 1.018
蛋白含量	> 30g/L	< 25g/L
白细胞数	$> 500 \times 10^6/L$	$< 100 \times 10^6/L$
乳脱氢酶（LDH）	> 200U/L	< 200U/L
葡萄糖	低于血浆	接近于血浆

鉴别点	渗出液	漏出液
PH	低于血浆	接近于血浆
ADA	结核菌感染升高（大于45U/L）	正常
乳糜试验	乳糜胸患者阳性	正常
积液/血清蛋白比值	＞0.5	＜0.5
积液/血清LDH比值	＞0.6	＜0.6
病原学检查	阳性	阴性

Light标准，符合以下任何1项可诊断为渗出液：

① 胸腔积液/血清蛋白比例＞0.5。

② 胸腔积液/血清LDH比例＞0.6。

③ 胸腔积液LDH水平大于血清正常值高限的2/3。

诊断渗出液的指标还有胸腔积液胆固醇浓度＞1.56mmol/L，胸腔积液/血清胆红素比例＞0.6，血清-胸腔积液白蛋白梯度＜12g/L等。有些积液难以确切地划入漏出液或渗出液，由多种机制共同参与积液的形成，如恶性胸腔积液。

（3）第三步：分析查找胸腔积液产生的原因（表25-2）。

表25-2　胸腔积液性质与常见病因

性质	常见病因
血性	肺癌胸腔内转移、肺栓塞、肺梗死
巧克力色	阿米巴感染
黑色	曲霉菌感染
恶臭味脓性	厌氧菌化脓性感染

6.鉴别诊断

胸腔积液需要与结核性胸膜炎、肺炎旁胸腔积液、脓胸、恶性胸腔积液、心功能不全等相鉴别。

肺炎旁胸腔积液是指肺炎、肺脓肿、支气管扩张感染引起的患侧肺炎旁出现胸腔积液，如果积液呈脓性称为脓胸。脓胸是致病菌感染造成胸腔内积脓，多与未能有效控制肺部感染，致病菌直接侵袭穿破入胸腔有关。

7.治疗

（1）抽液治疗：胸腔积液为胸部或全身疾病的一部分，可结合临床表现给予抽液治疗，胸腔积液抽液量应符合首日抽液不要超过700mL，以后每日抽液量不应超过1000mL的原则，目的是防止因一次抽积液量太大导致严重的肺复张性肺水肿，加重患者呼吸困难。

胸膜反应是胸膜穿刺过程中较严重的并发症，表现为在进行胸膜腔穿刺的过程中，患者出现的连续咳嗽、头晕、胸闷、面色苍白、出汗、昏厥等一系列反应。

胸腔积液抽液时患者发生胸膜反应时的紧急救治原则：

① 若考虑"胸膜反应"应立即停止抽液。

② 患者立即平卧休息。

③ 必要时皮下注射0.1%肾上腺素0.5mL。

④ 密切观察病情，注意血压变化，防止休克。

（2）病因治疗：抽液对症治疗的同时要注重病因治疗，常见渗出性胸腔积液的病因治疗如下：

① 结核性胸膜炎：一般治疗包括休息、营养支持和对症治疗；抽液治疗；酌情适量糖皮质激素抗炎抗渗出治疗。抗结核治疗通常选用3HRZE/6～9HR方案，即强化期使用异烟肼、利福平、吡嗪酰胺、乙胺丁醇，1次/d；巩固期使用异烟肼、利福平，1次/d，强化期为3个月，巩固期6～9个月。

② 肺炎旁胸腔积液：一般积液量少，经有效的抗生素治疗后可吸收，积液多时需要胸腔穿刺抽液，其目的包括诊断性穿刺、治疗性穿刺。

③ 脓胸：治疗原则是控制感染、引流胸腔积液及促使肺复张，恢复肺功能。抗菌药物要足量，抗菌疗程明显长于普通肺炎治疗，体温恢复正常后再持续用药2周以上，防止脓胸复发，急性期可联合抗厌氧菌的药物，需要全身及胸腔内注射给药。引流是脓胸最基

本的治疗方法，需每日给予生理盐水反复冲洗胸膜腔，出现胸膜粘连引流不畅时可定期给予胸腔内注入尿激酶促进脓液排出。慢性脓胸应改进原有的脓腔引流，可进行胸腔镜检查及治疗，必要时进行胸膜剥脱术治疗。一般支持治疗亦相当重要，应给予高能量、高蛋白及富含维生素的食物，纠正水、电解质紊乱及维持酸碱平衡。

需要特别注意的是当气胸或肺炎患者合并脓胸时，必须考虑到肺内微生物由肺移位进入胸膜腔或空气中微生物沿肺破裂口进入胸膜腔而导致的化脓性感染。此种情况下患者的肺内感染灶与胸腔内感染的微生物具有高度同源性，进行诊断性穿刺抽取脓液送检微生物学检查有利于指导抗生素的选用。需要注意的是脓液培养时需要同时进行脓液需氧培养与厌氧培养，如果胸水细菌培养结果未发现致病菌时，需要考虑脓液内活菌含量偏低的因素对检验结果的影响，穿刺取材脓液周围的软组织送检有助于提高细菌培养阳性率及病原微生物宏基因检测阳性率。

④ 恶性胸腔积液：包括原发病治疗和胸腔积液治疗。胸腔积液作为晚期肺恶性肿瘤并发症，其增长迅速，常因大量积液的压迫引起严重呼吸困难，甚至导

致死亡。常需胸腔穿刺置管反复引流胸水，但反复抽液可使蛋白丢失太多导致患者免疫力下降，胸水引流效果不理想。可选择胸膜腔内抗肿瘤治疗或化学性胸膜固定术，充分引流胸腔积液后，胸腔内注入顺铂、重组人血管内皮抑制素（恩度）、博来霉素、丝裂霉素等抗肿瘤药物或胸膜粘连剂（如滑石粉），可减缓胸腔积液的产生。也可胸腔内注入生物免疫调节剂，如白介素-2、干扰素、淋巴因子激活的杀伤细胞、肿瘤浸润性淋巴细胞等，可抑制恶性肿瘤细胞、增强淋巴细胞局部浸润及活性并使胸膜粘连。虽经上述多种治疗，恶性胸腔积液患者预后仍不良。

相关专家共识推荐对于不能耐受化疗的恶性胸腔积液患者，推荐采用恩度单药胸腔内注射治疗，常规推荐剂量为45mg/次。对于血性的恶性胸腔积液恩度的疗效突出，可在一线治疗时选用恩度单药。对于可以耐受化疗的患者，常规推荐恩度联合顺铂治疗，恩度常规推荐剂量为45mg/次，顺铂的推荐剂量为40mg/次。

经B超定位后，先进行穿刺抽液或者置细管引流，先尽可能抽尽胸腔积液，然后用20～50mL生理盐水稀释浓度，进行胸腔内灌注。可于第1天、4天和7天给药，连续给药3次作为1个周期。每次给药后叮嘱患者多次变换体位,使药液在胸腔内均匀分布。对于积液中等量及以下的初治患者,可根据前2次给药后的疗效,决定是否需要第3次给药。定期复查胸部超声或通过每日导管引流量观察胸水量的变化。

二、诊疗思维导图

1.胸腔积液的诊断见图25-1。

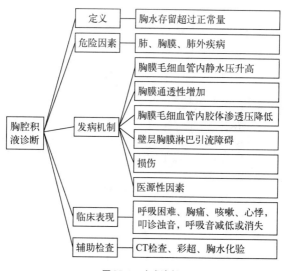

图25-1 疾病诊断

2.胸腔积液的病情评估见图25-2。

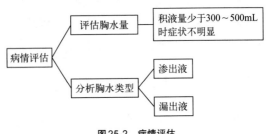

图25-2 病情评估

3.胸腔积液的治疗见图25-3。

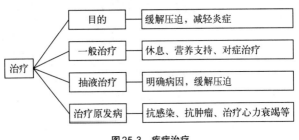

图25-3 疾病治疗

第二十六章　咳嗽

一、咳嗽诊疗要点

1.咳嗽定义

咳嗽是人体的重要防御性气道反射，咳嗽受到咳嗽中枢引领的反射弧的控制，咳嗽动作有利于清除呼吸道分泌物和有害因子，但频繁剧烈的咳嗽会对患者的工作、生活和社会活动造成严重影响。

2.咳嗽分类

咳嗽的具体分类见表26-1。

表26-1　咳嗽分类

分类方式	内容
按病程划分	急性咳嗽（病程＜3周）
	亚急性咳嗽（病程3～8周）
	慢性咳嗽（病程＞8周）
按性质划分	干性咳嗽（痰液量每天≤10mL）
	湿性咳嗽（痰液量每天＞10mL）
按影像学划分	X线胸片有明确病变者，如肺炎、肺结核、肺癌
	X线胸片无明显异常，以咳嗽为主要或唯一症状

3.病因

咳嗽的常见病因见表26-2。

表26-2　咳嗽的常见病因

分类	常见疾病
急性咳嗽	急性上呼吸道感染，急性气管-支气管炎；哮喘，慢性支气管炎，支气管扩张症急性加重；环境刺激因子暴露等
亚急性咳嗽	感染后咳嗽、上气道咳嗽综合征、咳嗽变异性哮喘、嗜酸性粒细胞性支气管炎等
慢性咳嗽	上气道咳嗽综合征、咳嗽变异性哮喘、嗜酸性粒细胞性支气管炎、胃-食管反流性咳嗽、变应性咳嗽、慢性支气管炎、支气管扩张症、气管-支气管结核、药物性咳嗽［血管紧张素转化酶抑制剂（ACEI类）］、肺癌、心律失常性咳嗽、心理性咳嗽等

多数慢性咳嗽患者可获明确诊断，并在针对性治疗后治愈或缓解。然而，有一部分慢性咳嗽患者病因始终无法明确，称之为不明原因慢性咳嗽或特发性咳嗽。此类患者以慢性刺激性干咳为主要表现，对外界刺激较敏感，普遍存在咳嗽高敏感性，称之为"咳嗽高敏综合征"。

4.病理生理机制

非自主咳嗽反射由完整的咳嗽反射弧参与完成，咳嗽反射弧由咳嗽外周感受器、迷走传入神经、咳嗽高级中枢、传出神经及效应器（膈肌、喉、胸部和腹肌群等）构成。

知识补充

咳嗽反射传入神经分布较广，因此除了呼吸系统疾病外，消化、心血管、耳鼻喉等系统的疾病均可引起慢性咳嗽，这样就可以有力解释一些与咳嗽相关联的非呼吸系统疾病如心律失常、胃-食管反流病、耳部疾病等相关性咳嗽。

5.临床表现

询问病史时需要注意患者咳嗽的持续时间、时相、性质、音色以及诱发或加重因素、体位影响、伴随症状等，了解痰液量、颜色及性状等和有无吸烟史、职业或环境刺激暴露史、服用ACEI类药物或其他药物史等对诊断具有重要价值，有特殊职业接触史应注意职业性咳嗽的可能。咳嗽伴随症状与可能的疾病见表26-3。

查体：多数咳嗽患者可无异常体征，但需要注意的是肥胖体形者应注意睡眠呼吸暂停或胃-食管反流合并

表 26-3　咳嗽伴随症状与可能的疾病

症状	疾病
咳嗽伴随慢性鼻塞、喷嚏、流涕、鼻后滴流感、咽后黏液附着感	上气道咳嗽综合征
咳嗽伴有急性呼吸困难	急性气管-支气管炎、哮喘、肺炎、呼吸道梗阻、气胸、急性心肌梗死、心力衰竭
咳嗽伴有慢性呼吸困难	慢阻肺、肺间质纤维化、慢性过敏性肺炎、慢性心力衰竭
咳嗽伴随反酸、嗳气、胸骨后灼烧感	胃-食管反流病
咳嗽伴有咳痰，但痰中带血或咳血	肺结核、支气管扩张症、肺癌、肺血管炎
夜间发作性咳嗽	咳嗽变异性哮喘、心力衰竭
咳嗽有过敏性疾病史和家族史	支气管哮喘
心慌发作后咳嗽	心律失常性咳嗽
日间咳嗽，专注于某一事物及夜间休息时咳嗽消失，常伴随焦虑症状	心因性咳嗽（儿童多见）

慢性咳嗽的可能；闻及呼气相哮鸣音时，要考虑哮喘可能；闻及吸气相哮鸣音，要警惕气道梗阻、中心型肺癌或支气管结核；闻及 Velcro 啰音，应考虑间质性肺疾病的可能；注意心脏查体有无心界扩大、心律失常、

心脏杂音等体征。

6.辅助检查

（1）X线胸片：X线胸片是慢性咳嗽的常规检查，当X线胸片发现可疑病变时需要进一步完善CT检查。

（2）外周血常规：白细胞计数和中性粒细胞分类增高提示细菌感染。外周血嗜酸性粒细胞数增高（>300个/μL）提示变应性疾病可能，但多数咳嗽变异性哮喘和嗜酸性粒细胞性支气管炎患者的外周血嗜酸性粒细胞数可在正常范围内，外周血嗜酸性粒细胞计数变化与组织器官内嗜酸性粒细胞浸润程度可不同步。外周血嗜酸性粒细胞数显著增高（>20%）提示寄生虫感染、嗜酸性粒细胞性肺炎等。

（3）肺功能检查：通气功能和支气管舒张试验主要用于诊断典型哮喘、部分咳嗽变异性哮喘和慢性阻塞性肺疾病等。尤其是当支气管舒张试验阳性、呼气峰流速（PEF）昼夜变异率>10%提示气道高反应性，应注意此类疾病。

（4）诱导痰细胞学检查：该检查无创、安全性高、耐受性好。诱导痰嗜酸性粒细胞数增高（>2.5%）是诊断嗜酸性粒细胞性支气管炎的主要指标，亦可用于咳嗽变异性哮喘的辅助诊断。诱导痰检测有助于指导吸入性糖皮质激素（ICS）应用，使慢性咳嗽患者获益。

临床制订治疗方案时需要注意痰嗜酸性粒细胞变化与外周血嗜酸性粒细胞变化并不一定平行，这二者中对呼吸系统疾病诊治指导意义最大的是痰嗜酸性粒细胞计数。

（5）呼出气一氧化氮（FeNO）检测：是一项无创气道炎症检查技术，可作为无法实施诱导痰细胞分类计数检测的一种补充。FeNO增高提示嗜酸性粒细胞性炎症或激素敏感性咳嗽可能性大，参照美国胸科学会及欧洲呼吸病学会2009年发布的FeNO测定临床应用指南以及中国人FeNO正常值多中心研究，截断值定为成人FeNO小于25ppb为阴性，25～50ppb为可疑阳性，大于50ppb为阳性。FeNO筛查慢性咳嗽相关嗜酸性粒细胞性炎症的敏感性不高，大约占40%的嗜酸性粒细胞增高患者的FeNO水平检测正常。

（6）变应原皮试和血清IgE检查：用于检测患者是

否存在过敏体质和确定变应原类型，有助于变应性疾病的诊断。

（7）24h食管pH值-多通道阻抗监测：是目前判断胃-食管反流的最常用和最有效的方法，从而判断反流（包括酸反流、非酸反流）与咳嗽或其他症状的相关关系。但该项检查在基层医院尚没有广泛开展。

（8）支气管镜检查：不作为慢性咳嗽的常规检查，支气管镜检查可用于诊断或排除气道腔病变导致的咳嗽病因，如支气管肺癌、气管内异物、气管内膜结核、复发性多软骨炎等。

7.急性咳嗽的诊治

急性咳嗽主要与上呼吸道感染有关，最常见的病因是普通感冒和急性气管-支气管炎。但需要注意鉴别的是急性咳嗽有可能是少数严重疾病的征象之一，如急性心肌梗死、左心功能不全、肺炎、气胸、肺栓塞及异物吸入，在临床实践中需要特别注意。

8.亚急性咳嗽的诊治

亚急性咳嗽最常见的病因是感染后咳嗽，其次为咳嗽变异性哮喘、嗜酸性粒细胞性支气管炎、上气道咳嗽综合征等慢性咳嗽的亚急性阶段。可以先进行经验性治疗，治疗无效时，再考虑其他病因进一步明确诊断，有时一些所谓"顽固性感染后咳嗽"的真正病因可能为咳嗽变异性哮喘、嗜酸性粒细胞性支气管炎、上气道咳嗽综合征。

9.慢性咳嗽的诊治

诊疗慢性咳嗽关键是掌握慢性咳嗽的基本诊疗思路。

（1）重视病史和伴随症状，包括耳鼻咽喉病史、消化系统疾病病史、职业和环境因素暴露史、吸烟史、用药史。

（2）根据病史选择有关检查，由简单到复杂。

◆ **知识补充** ◆

值得注意的是嗜酸性粒细胞性支气管炎、咳嗽变异性哮喘是慢性咳嗽最常见病因，约占国内慢性咳嗽病因的50%，因此有必要将肺功能检查、诱导痰细胞学检查、呼出气一氧化氮检测作为常规检查手段。

（3）先考虑常见病，后考虑少见病。

（4）诊断和治疗两者应同步进行，检查条件不具备时，根据临床特征进行诊断性治疗，并根据治疗反应确定咳嗽病因，治疗有效是明确病因诊断的前提。

二、咳嗽相关疾病诊疗要点

1.急性咳嗽相关疾病的诊治

（1）普通感冒：普通感冒患者临床表现除咳嗽外，还常伴有喷嚏、鼻塞、流涕、鼻后滴流感、咽喉刺激感或不适、发热。普通感冒可以自愈，当患者症状特别明显，影响生活、工作时可以选择药物治疗，药物治疗主要是对症治疗。目前感冒药基本是复方制剂，主要包括以下几种成分：抗组胺药、减充血剂、解热镇痛药、止咳药。感冒药种类较多，同时含有以上四种成分的感冒药有氨麻美敏片（新康泰克）、酚麻美敏混悬液（泰诺）、氨酚伪麻美芬片Ⅱ/氨麻苯美片（白加黑）。

（2）急性气管-支气管炎：发病初期患者常有上呼吸道感染症状，随后咳嗽可渐加剧，伴或不伴咳痰，伴细菌感染者常咳黄脓痰。大部分患者可自愈，但婴幼儿和年老、体弱者有可能发展为迁延性支气管炎。治疗原则以对症处理为主，有痰而不易咳出者使用祛痰药；咳脓性痰或外周血白细胞计数增高者，可口服抗菌药物；有喘息症状的急性支气管炎成人患者，可使用β_2受体激动剂，具体诊疗详见本书"急性气管支气管炎"一章。

2.亚急性咳嗽相关疾病的诊治

（1）感染后咳嗽（PIC）：当呼吸道感染的急性期

症状消失后，咳嗽仍然迁延不愈，多表现为刺激性干咳或咳少量白色黏液痰，通常持续3～8周，胸部X线检查无异常。

目前认为感染后咳嗽的病因与感染所致气道黏膜损伤后咳嗽感受器过度裸露，神经末梢受到炎症水肿刺激有关。感染后咳嗽多能自行缓解，有部分患者咳嗽顽固可短期应用镇咳药、抗组胺药、减充血剂，减轻呼吸道黏膜充血，减轻对咳嗽感受器的刺激。病毒感染后咳嗽不必使用抗菌药物治疗，但是有少部分患者因前期治疗不当导致迁延性感染而发生亚急性咳嗽，感染因素依旧存在，可行抗感染治疗，一般使用口服抗生素即可。目前指南不建议使用吸入性糖皮质激素（ICS）、孟鲁司特治疗感染后咳嗽。中医认为感染后咳嗽系风邪犯肺、肺气失宣所致，治疗宜疏风宣肺、止咳利咽，采用苏黄止咳胶囊治疗感染后咳嗽有一定效果。

◆ 知识补充 ◆

由于感染后咳嗽多继发于病毒性感冒，因此又称为感冒后咳嗽。诊治PIC的过程中需要首先除外迁延性感染性支气管炎（protracted infectious bronchitis，PIB），由于抵抗力低下、排痰不畅、耐药或抗感染疗效不佳等原因，病原体在支气管内不能被及时有效清除，病程迁延超过3周，细菌、肺炎支原体、肺炎衣原体等感染气管-支气管可造成迁延性感染性咳嗽，对于此类疾病需要及时联合使用抗生素足疗程抗感染1～2周甚至更长时间。

（2）慢性咳嗽的亚急性阶段：除了感染后咳嗽外，亚急性咳嗽最常见的病因为咳嗽变异性哮喘、嗜酸性粒细胞性支气管炎、上气道咳嗽综合征，详细诊治措施归于慢性咳嗽部分并做详细讲述。

3.慢性咳嗽

（1）上气道咳嗽综合征（鼻后滴流综合征，UACS/PNDS）：主要包括非变应性鼻炎、变应性鼻炎、慢性鼻窦炎、慢性咽炎、慢性喉炎等疾病。

① 诊断标准：发作性或持续性咳嗽，以白天为主，入睡后较少；有鼻部和/或咽喉疾病的临床表现和病史；辅助检查支持鼻部和/或咽喉疾病的诊断；针对病因治疗后咳嗽可缓解。

② 非变应性鼻炎以及普通感冒：治疗首选第一代抗组胺药和减充血剂，多数为复方制剂药物。

③ 变应性鼻炎：首选鼻腔吸入糖皮质激素（如鼻

用布地奈德）和口服第二代抗组胺药（如氯雷他定）治疗；白三烯受体拮抗剂（如孟鲁司特）治疗过敏性鼻炎亦有效。

④ 慢性鼻窦炎：

a.抗生素治疗：细菌性鼻窦炎多为混合感染，抗菌药物应覆盖革兰阳性菌、阴性菌及厌氧菌，急性细菌性鼻窦炎抗生素使用不少于2周，慢性鼻窦炎建议酌情延长抗生素疗程。常用抗生素为阿莫西林/克拉维酸、头孢类、克拉霉素、阿奇霉素或喹诺酮类。

b.清除鼻腔分泌物：鼻腔分泌物黏稠不易排出时可选用祛痰剂及黏液溶解剂，也可根据情况应用生理盐水鼻腔冲洗并避免或减少接触变应原。

c.减轻鼻腔黏膜水肿：患者鼻塞较明显时可局部应用减充血剂（如麻黄碱滴鼻液）以减轻鼻黏膜充血水肿，缓解鼻塞症状，但需要警惕其导致药物性鼻炎的不良反应，疗程一般<1周，也可以联合鼻吸入糖皮质激素（如鼻用布地奈德），疗程3个月以上，有助于控制局部黏膜炎症减轻水肿。

（2）变应性咳嗽（AC）：某些慢性咳嗽患者，具有特异质，痰嗜酸性粒细胞正常，气道炎症与呼吸道黏膜肥大细胞活化脱颗粒有关，糖皮质激素及抗组胺药物治疗有效，故将此类咳嗽定义为变应性咳嗽。临床表现为刺激性干咳，多为阵发性，白天或夜间均可咳嗽，油烟、灰尘、冷空气、讲话等容易诱发咳嗽，常伴有咽喉发痒。

① 诊断标准：

a.慢性咳嗽，多为刺激性干咳。

b.肺通气功能正常，肺功能检查提示无阻塞性改变，支气管激发试验阴性。

c.诱导痰嗜酸性粒细胞不增高。

d.具有下列指征之一：有过敏性疾病史或过敏物质接触史；皮肤变应原试验阳性；血清总IgE或特异性IgE增高。

e.糖皮质激素或抗组胺药抗过敏治疗有效。

② 治疗方案：糖皮质激素或抗组胺药物治疗有效。吸入性糖皮质激素治疗持续应用4周以上，初期可联合短期口服糖皮质激素（泼尼松 $10 \sim 20mg/d$，po qd，$3 \sim 5d$）。

（3）嗜酸性粒细胞性支气管炎（EB）：该病以慢性咳嗽、呼吸困难为主要表现，血及支气管肺泡灌洗液（BALF）中嗜酸性粒细胞计数增高，CT检查示双肺弥漫的小叶中心结节、广泛的细支气管管壁增厚。该病因气道嗜酸性粒细胞浸润导致痰嗜酸性粒细胞增高，但气道炎症范围较局限，平滑肌内肥大细胞浸润密度低于哮喘患者，其炎症程度、氧化应激水平均不同程度低于咳嗽变异性哮喘患者。大约30%的嗜酸性粒细胞性支气管炎患者可合并存在变应性鼻炎。

① 诊断标准：

a.肺通气功能提示持续的气流阻塞及其他闭塞性细支气管炎的特征改变：用力呼出气量为25%～75%肺活量时的平均流量（forced expiratory flow 25%～75%，FEF 25%～75%）与用力肺活量（forced vital capacity，FVC）的比值降低或残气量（residual volume，RV）与肺总量（total lung capacity，TLC）比值升高。

b.外周血血常规嗜酸性粒细胞计数＞$1.0×10^9$/L和（或）支气管肺泡灌洗液嗜酸性粒细胞比例＞25%，诱导痰嗜酸性粒细胞数比例＞2.5%。

c.肺活检提示细支气管炎并细支气管壁嗜酸性粒细胞浸润和（或）HRCT中显示小叶中心性支气管结节影等细支气管炎的征象。

② 治疗方案：该病对糖皮质激素治疗反应良好，首选吸入性糖皮质激素治疗，持续应用8周以上，初期治疗可联合短期口服糖皮质激素（泼尼松，口服，每天10～20mg，po qd，3～5d）。半数以上的嗜酸性粒细胞性支气管炎患者治疗缓解后会复发，合并鼻炎和持续性嗜酸性粒细胞炎症是复发的危险因素，临床治

疗时注意患者需要定期复诊、复查。

（4）咳嗽变异性哮喘（CVA）

① 诊断标准：

a. 慢性咳嗽，常伴有明显的夜间刺激性咳嗽。

b. 支气管激发试验阳性，或PEF日平均变异率＞10%（至少连续监测7d的平均值），或支气管舒张试验阳性，肺功能检查提示阻塞性改变。

c. 抗哮喘治疗有效。

② 治疗方案：咳嗽变异性哮喘的治疗原则与典型哮喘基本相同，推荐使用ICS联合支气管舒张剂的复方制剂，如布地奈德/福莫特罗，氟替卡松/沙美特罗，治疗时间8周以上，部分需要长期治疗。如症状较重，或对吸入激素治疗反应不佳时，可联合短期口服糖皮质激素治疗（如泼尼松10～20mg，po qd，3～5d）。如果口服激素治疗无效，需考虑是否存在诊断错误、其他疾病或存在影响疗效的因素，少数使用吸入性糖皮质激素治疗效果欠佳者，使用白三烯受体拮抗剂（孟鲁司特）治疗可能有效。部分咳嗽变异性哮喘患者会发展为典型哮喘，病程长、气道反应性高、诱导痰嗜酸性粒细胞增高是发展为典型哮喘的危险因素。

（5）胃-食管反流性咳嗽（GERC）：该病发病机制目前认为主要与食管-支气管反射引起的气道神经源性

炎症、自主神经调节功能紊乱有关。除胃酸反流以外，部分患者还与非酸反流（如胆汁反流）有关。少部分呈现间歇反流的患者，其食管pH值监测结果可以正常。

① 诊断标准：

a.慢性咳嗽，以白天咳嗽为主，尤其是进食咳嗽或餐后咳嗽，伴有胸骨后反酸灼烧感。

b. 24h食管pH值-多通道阻抗监测DeMeester积分≥12.70和/或SAP≥80%。症状指数≥45%，可用于胃-食管反流性咳嗽（GERC）的诊断。

c.抗反流治疗后咳嗽明显减轻或消失。

对于无法完成食管pH监测的情况，推荐采用质子泵抑制剂、胃肠道促动力药诊断性治疗，诊断性治疗时间不少于2周。如治疗后咳嗽消失或显著缓解，可以临床诊断胃-食管反流性咳嗽。相比于24h食管pH监测检查，更经济简单。

② 治疗方案：

a.调整生活方式：体重超重患者应减肥，避免过饱和睡前进食，避免进食酸性、辛辣和油腻食物，避免饮用咖啡、酸性饮料及吸烟，避免剧烈运动。

b.服用制酸药：质子泵抑制剂如奥美拉唑、兰索拉唑、雷贝拉唑、埃索美拉唑等或H_2受体拮抗剂如雷尼替丁。

c.促胃动力药：大部分患者有食管运动功能障碍，建议在服用制酸药的基础上联合促胃动力药如莫沙必利、多潘立酮。

（6）ACEI和其他药物诱发的咳嗽：咳嗽是ACEI类降压药物的常见不良反应，ACEI引起咳嗽的独立危险因素包括吸烟史、ACEI引起咳嗽的既往史、东亚人等，与年龄、性别和ACEI剂量无关。停用ACEI后咳嗽缓解可以确诊，通常停药1～4周后咳嗽消失或明显减轻。除了ACEI类药物，亦有β受体阻断剂、辛伐他汀、麦考酚酸吗乙酯、来氟米特、呋喃妥因、奥美拉唑、异丙酚、γ-干扰素等也可以引起咳嗽反应。

（7）心因性咳嗽：心因性咳嗽由患者的严重心理问题引起，又称为习惯性咳嗽、心理性咳嗽，儿童相对常见。典型表现为日间咳嗽，专注于某一事物及夜间休息时咳嗽消失，常伴随焦虑症状，多种心理因素可导致患者咳嗽。对于心因性咳嗽的患者，暗示疗法、心理疏导等心理治疗措施可能获益，需要到心理科就诊，给予心理干预治疗，也可以短期应用止咳药物辅助治疗。

（8）心律失常性咳嗽：极少数慢性顽固性咳嗽与心律失常发作有关，经积极治疗控制心律失常后咳嗽可好转，其咳嗽机制可能与神经调节功能紊乱、神经反射有关。

第二十七章　咯血性疾病

一、疾病诊疗要点

1.定义

咯血是指喉以下呼吸道任何部位出血经口腔排出。

2.咯血量的判断

通常规定24h内咯血量大于500mL（或1次咯血量100mL以上）为大量咯血，100～500mL为中等量咯血，小于100mL为小量咯血。

3.病因

（1）按照解剖部位及人体系统分类：支气管、肺、心脏及全身性疾病或其他系统（器官）疾病。

（2）按发病机制分类：感染性、非感染性；支气管源性、肺源性、血液病性、血管疾病、药物性、医源性损伤。

在我国，咯血最常见的原因主要是肺结核、支气管扩张、支气管肺癌、肺脓肿。其中青少年咯血多见于肺结核和支气管扩张，老年人咯血则多见于肺结核和支气管肺癌。大咯血多见于支气管扩张、空洞性肺结核、风湿性心脏病、二尖瓣狭窄及心源性肺水肿。如果患者单次咯血量大于100mL提示极有可能源于肺癌大血管破裂、支气管扩张、动脉瘤破裂。

4.发病机制

（1）支气管疾病：病灶毛细血管通透性增加；病变损伤支气管黏膜内血管；黏膜下动脉破裂；血管遭到机械性破坏。

（2）肺源性疾病：毛细血管通透性增加；小血管破裂；小动脉瘤破裂；动静脉瘤破裂；肺-体循环交通支形成并出血。

（3）血管疾病：肺淤血导致肺泡壁毛细血管充血破裂，支气管静脉曲张破裂，静脉或右心房内血栓脱落栓塞肺动脉，肺动脉组织缺血、坏死、出血，血管发育畸形，血管炎。

（4）血液系统疾病：血小板或凝血因子的质和量发生变化导致凝血功能障碍。

（5）医源性损伤：包括各种有创性检查和治疗损伤了肺或支气管动脉血管，可导致咯血。

（6）抗凝血药物及毒物：常见药物有抗血小板药物，如阿司匹林、氯吡格雷，抗凝药物如肝素、低分子肝素、华法林、磺达肝癸钠和水蛭素等，以及某些灭鼠药物。

5.诊断思路

① 首先确定出血的部位，是咯血而不是口腔、鼻腔出血，也不是上消化道出血，上消化道出血可出现呕血。

② 确定咯血量及监测生命体征，包括体温、脉搏、血压、呼吸频率、血氧饱和度。需要警惕的是外观无明显咯血，肺内却持续出血且蓄积于肺泡内，即所谓弥漫性肺泡出血，会大大增加呼吸膜的厚度，导致换气功能障碍出现低氧血症甚至Ⅰ型呼吸衰竭。

③ 进一步确定是肺源性疾病导致的出血还是肺外或全身性疾病引起的咯血。

④ 肺源性出血中特别要注意的是容易发生大咯血致死亡的情况，包括支气管扩张、肺部空洞性疾病（肺癌、肺结核、肺真菌感染等）、肺动静脉瘘、肺动脉高压、肺梗死。

⑤ 肺外的病因中要特别注意风湿性心脏病、二尖瓣狭窄引起的大咯血；全身性疾病中要特别注意钩端

螺旋体病、流行性出血热引起的咯血；血液系统疾病中特别要注意白血病、血小板减少性紫癜、再生障碍性贫血引起的咯血。此外还应特别注意弥漫性肺泡出血，包括坏死性肉芽肿血管炎、肺变应性肉芽肿性血管炎、肺出血-肾炎综合征、系统性红斑狼疮肺损害和结节性多动脉炎等。

⑥ 注意询问患者用药史有无应用抗凝药物及灭鼠药物。

6. 鉴别诊断

咯血性疾病应与支气管扩张、肺部空洞性疾病、风湿性心脏病、二尖瓣狭窄、肺结核、流行性出血热、钩端螺旋体病、支气管肺癌、血液病等进行鉴别。

咯血需要与呕血相鉴别，见表27-1。

表27-1 咯血与呕血鉴别

鉴别要点	咯血	呕血
出血方式	咳出	呕出
颜色	鲜红色、泡沫状	暗红色、无泡沫
混杂物	混有痰液	混有食物、胃液
酸碱度	碱性	酸性常见
基础疾病	有肺或心脏病史	有胃病或肝硬化病史

鉴别要点	咯血	呕血
出血前兆	喉部瘙痒、咳嗽、胸闷	上腹部不适及恶心
出血后血便	咽下可有血便	有血便表现

咯血的性状与相关疾病具体内容见表27-2。

表27-2　咯血性状与相关疾病

咯血性状	相关疾病
鲜红色	肺癌、肺结核、支气管扩张
暗红色	肺淤血
铁锈样	大叶性肺炎
红色胶冻样	肺炎克雷伯菌感染
烂桃样	肺吸虫病
棕褐色腥臭味	肺阿米巴感染
黏稠暗红色	肺血栓栓塞
粉红色泡沫样	急性左心衰竭
脓臭痰伴鲜血	肺脓肿

咯血伴随症状与相关疾病具体内容见表27-3。

表27-3　咯血伴随症状与相关疾病

咯血伴随症状	相关疾病
急性发热	肺炎、流行性出血热、钩端螺旋体病
长期低热、乏力、盗汗	肺结核

咯血伴随症状	相关疾病
脓臭痰	肺脓肿
长期咳嗽、咳脓痰，无发热	支气管扩张、慢性肺脓肿
刺激性呛咳+呼吸困难	气管内异物、支气管肺癌
呼吸困难	肺炎、肺栓塞、肺癌
有关节痛、肌肉痛	狼疮肺炎、系统性结节病、结缔组织病相关肺损害
皮肤瘀斑、口腔出血	血液系统疾病
血尿、尿少	系统性红斑狼疮、肺出血-肾炎综合征、抗中性粒细胞胞质抗体相关性血管炎

特殊人群咯血与相关疾病具体内容见表27-4。

表27-4 特殊人群咯血与相关疾病

特殊人群	相关疾病
幼儿、儿童慢性咳嗽小量咯血伴有贫血	特发性含铁血黄素沉着症、先天性支气管扩张、先天性心脏病
青壮年咯血	肺结核、支气管扩张
中年以上吸烟者咯血伴有慢性咳嗽	肺恶性肿瘤
年轻女性反复咳嗽、咯血	支气管结核、支气管腺瘤、结缔组织病肺损害、子宫内膜异位症
骨折外伤、长期卧床、长期口服避孕药者咯血伴有胸痛	肺栓塞伴肺梗死

7.咯血严重程度评估

应注意疾病的严重程度与咯血量有时并不完全一致，评估病情时需要综合考虑咯血量、咯血持续时间、咯血的频度、机体的状况、咯血的预后和危险性。如果咯血后发生窒息，来势凶猛，如不能及时发现和实施有效抢救，患者可以在几分钟内突然死亡。

咯血致死通常与下列因素有关：

① 单次咯血量大，堵塞呼吸道而窒息。

② 反复咯血，咽喉部受血液刺激，患者情绪高度紧张，容易引起支气管痉挛，血液凝块淤积在气管、支气管内堵塞呼吸道而窒息。

③ 慢性纤维空洞性肺结核、毁损肺可导致基础肺功能明显下降，当出现咯血时易阻塞气道导致呼吸衰竭。

④ 反复咯血的患者，当其处于休克状态再次咯血时，虽然咯血量不大，因无力将血咳出，容易造成窒息死亡。

⑤ 咯血时患者高度紧张、焦虑、恐惧，不敢咳嗽导致血凝块阻塞气道而窒息。

⑥ 不合理地应用镇咳药物抑制了咳嗽反射或因患者老年体弱咳嗽反射减弱，导致血凝块阻塞气道而窒息。

咯血最严重的并发症是气道阻塞窒息，其次还有原发感染播散和继发性感染、肺不张、失血性休克等。

8. 治疗

（1）治疗原则：应根据患者病情严重程度和病因确定相应的治疗措施，包括止血、病因治疗、预防咯血引起的窒息及失血性休克等。

（2）药物止血治疗：垂体后叶素、蛇毒血凝酶、6-氨基己酸、氨甲苯酸、酚磺乙胺、酚妥拉明，其他药物包括维生素K_1、肾上腺色腙、鱼精蛋白等。

◆ 知识补充 ◆

垂体后叶素又被称为"内科止血钳"，具有强大的止血作用，但需要注意的是应用垂体后叶素止血治疗时以下情况属于慎用或禁用：冠心病、高血压、心力衰竭、动脉粥样硬化、妊娠。

（3）输血治疗，大量咯血造成血流动力学不稳定，收缩压低于90mmHg以下者或血红蛋白明显降低者应考虑输血。

（4）抗感染治疗，出血后的肺部成为微生物繁殖的天然培养基易发生肺炎。

（5）气管镜下止血、外科手术治疗。气管镜下治疗大咯血的措施包括：气管镜气囊机械压迫止血；激光止血；4℃生理盐水止血或冷冻止血；1：10000肾上腺素止血；血凝酶止血。

（6）并发症的防治：咯血并发症主要有窒息、失血性休克、肺炎和肺不张等，应注意及时通畅气道、扩充血容量、抗感染等。

（7）致命性咯血的识别与急救：致命性咯血是指频繁咯血可能引发窒息或已发生窒息。当表现为危重咯血，则应争分夺秒综合处理，严防窒息发生，主要抢救措施如下：

① 体位引流：将患者取头低脚高45°俯卧位，拍背，迅速排出积血，头部后仰，颜面向上，尽快清理口腔内积血，同时取出假牙，保持呼吸道通畅，吸氧治疗。

② 气管插管配合气管镜下治疗，使用止血药物，吸引清理气道残留血液。

③ 支气管动脉栓塞治疗，可迅速准确地止血，为后续诊疗争取时间，必要时输液补充血容量。

二、诊疗思维导图

1.咯血性疾病的诊断见图27-1。

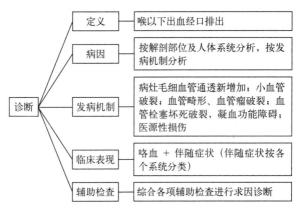

图27-1 疾病诊断

2.咯血性疾病的病情评估见图27-2。

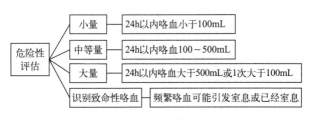

图27-2 病情评估

3.咯血性疾病的治疗见图27-3。

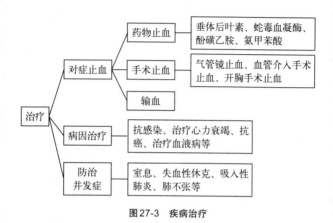

图27-3 疾病治疗

第二十八章　肺空洞性疾病

肺空洞是因为各种原因导致肺内组织发生坏死后经引流的支气管排出并吸入气体而形成的。空洞是医学影像学上的一个描述，任何原因导致肺组织坏死都可以形成肺空洞。

一、肺空洞CT影像特点

（1）虫蚀样空洞：大片肺实变阴影内多发小透光区，形状不规则，多见于干酪性肺炎，呈现虫咬样空洞改变。

（2）薄壁空洞：洞壁厚＜3mm。

（3）厚壁空洞：洞壁厚度≥3mm，洞壁形态不规则、厚薄不均，可伴有液平面，多见于慢性肺脓肿、肺恶性肿瘤。

二、相关疾病及空洞特点

（1）肺结核（TB）：各类空洞均可出现，厚壁或薄壁，内壁光整，壁薄均一，空洞内可见液平面影，合并真菌性感染可以见空洞内球形影及半月征。空洞以外可见斑片状浸润灶及卫星播散灶，规范抗结核治疗后复查空洞缩小、闭合，为吸收好转。结核出现肺内播散病灶，呈现斑片状实变影，提示出现干酪性肺炎，干酪性肺炎可伴有虫蚀样空洞，干酪性肺炎往往为结核病较重的病变，容易导致肺毁损。

（2）非结核分枝杆菌（NTM）肺病：以多发、薄壁空洞为多见，以上叶多见，且贴近胸膜、伴局部胸膜增厚，而单发、厚壁空洞少见，与肺结核空洞有所不同。

（3）急性感染性肺部疾病：一些特殊的化脓性细菌感染，可发生肺内空洞，如金黄色葡萄球菌肺炎，双肺多发空洞。其他的如克雷伯菌、肠杆菌、沙雷菌属等肺脓肿，在空洞周围形成大量浸润炎性病变，空洞内可有液平。临床上应有急性症状，如高热、咳黄脓臭味痰液，进入慢性阶段，空洞仍可存在，可形成慢性肺脓肿。

（4）支气管扩张症（囊状支扩）：单发、多发、成簇分布的圆形、厚壁空洞，呈葡萄串状或蜂窝状。单个空洞与伴行的肺动脉在CT横截面影像上呈现出"印戒征"。

(5) 变应性支气管肺曲霉病（ABPA）：CT检查提示一过性、反复性、游走性肺部浸润影或实变影、结节影，全肺可受累及，但以上肺多见。持久性改变包括支气管、胸膜纤维化。ABPA具有一定特征性的CT表现是黏液嵌塞征、支气管扩张、小叶中心结节、树芽征。大气道黏液嵌塞在高分辨CT上表现为更清楚的指套征或牙膏征，树芽征则是由于外周细支气管黏液嵌塞所致。部分患者在后期（V期）由于肺部进行性炎症和气道扩张引起纤维空洞性病变。出现肺部空洞、曲霉球、肺纤维化则提示转变为慢性肺曲霉病。

(6) 血管脓毒性栓子感染：脓毒性栓塞是由化脓性感染物随血流移动栓塞至终末肺小动脉并引发局部感染。肺部CT常表现为多发空洞合并多发结节和楔形影像，但是结节较楔形密度影更常见。结节常发生于双肺基底部（反映了血流的重力依赖性）及肺外周带（肺动脉直径越小越容易发生栓塞），结节通常较小（直径＜3cm），结节坏死形成空洞，空洞壁厚薄不一

（反映了感染炎症甚至是梗死演变的不同阶段），大多数结节边缘可发现有血管与之相联通。

（7）霉菌感染：根据感染者免疫系统情况不同，曲霉可在寄生性（曲菌球）、半侵袭性和侵袭性三种类型中引起空洞。烟曲霉是最常见的致病菌，曲霉球在原有空洞基础上发生感染而形成，由菌丝、炎性细胞、纤维蛋白和组织碎片组成。

（8）寄生虫感染：肺吸虫、包虫、阿米巴感染等可出起肺空洞。肺吸虫病的空腔为多囊性。肺棘球蚴病空腔囊壁平整，腔内可见包虫头节，牧区人群好发。

（9）肺原发性恶性肿瘤：单发较多，壁厚，多为偏心性空洞，内壁凹凸不平，分叶，外壁常见毛刺征、胸膜牵拉征（胸膜凹陷征）。

（10）肺继发转移瘤：由于转移瘤病灶呈现多发性，因此病灶空洞也呈现多发性，经常合并多发肺部结节。关于继发性肺内淋巴瘤，肺空洞可发生于结节及肿块型淋巴瘤，尤其是结节肿块型，轮廓呈圆形，可见分叶、毛刺，空洞壁厚，偏心空洞。

（11）肺尘埃沉着病：空洞发生在进行性肺尘埃沉着病融合块的基础上，形态不规则，洞壁以厚壁为主，厚薄不均。

（12）肺梗死：各种栓子均可导致肺栓塞，肺组织出血、化脓、坏死，坏死组织液化沿气道排出，形成肺空洞。

（13）坏死性肉芽肿性血管炎：抗中性粒细胞胞质抗体（ANCA）相关血管炎肺部损害，其病理学特征表现为肺局部肉芽肿形成、局灶性坏死和血管炎三联征，与传统意义上的肉芽肿是不同的，传统意义上的肉芽肿主要是由巨噬细胞及其衍生细胞局限性浸润和增生所形成的边界清楚的结节状病灶，而坏死性肉芽肿性血管炎则是有多种细胞浸润的异质性炎症反应，其中心常存在血管壁纤维素样坏死，周围以巨噬细胞聚集为主，亦有单核细胞浸润，并有上皮样细胞、多核巨细胞及成纤维细胞增生，细胞聚集较多时，即被称为肉芽肿性结节。肺内多发大小不一的结节，可伴上、下呼吸道黏膜多发溃疡，肺部肉芽肿结节可出现空洞，壁厚薄不均，内壁较光整，糖皮质激素治疗有效，但抗生素治疗无效。

（14）肺嗜酸性肉芽肿性血管炎：又称为肺变应性肉芽肿性血管炎，为ANCA相关血管炎肺部损害，在细支气管周围有以嗜酸性粒细胞为主的肉芽肿病变，形成多发的小结节及结节内的空洞，病变在小叶中心分布。

（15）类风湿性肺病：属于结缔组织病相关肺损害，类风湿性肺病最常见的表现是胸膜炎、胸腔积液、肺间质纤维化，可出现渐进坏死性结节，中心为纤维素蛋白坏死而形成空洞，呈团块状病变，伴空洞，大小不一，散在分布，以周围肺野或胸膜下区多见，边界清晰，无钙化，空洞壁厚，内壁光滑。类风湿性肺结节常发生于类风湿因子效价很高伴有皮下结节的重度类风湿性关节炎患者。肺结节变化快（可变大或变小）并与皮下结节变化相平行。肺结节空洞的大小与关节炎加重或缓解相平行。

（16）肺隔离症：肺隔离症继发感染可出现气液平面、空洞，增强CT检查发现特征性体循环供血血管直达病灶可确诊。

（17）肺空腔：指肺内生理性腔隙的病理性扩大，空腔壁极薄，一般1mm左右，甚至显示不清，壁内外均光滑。如肺大疱、肺囊肿。合并肺感染时，极易和肺空洞相混淆，表现为片状实变影内有圆形透亮区，合并液平面，类似肺脓肿。

三、诊疗思维导图

1.肺空洞影像分类见图28-1。

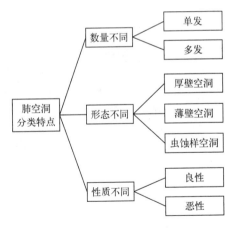

图28-1　肺空洞影像分类

2.肺空洞疾病的汇总见图28-2。

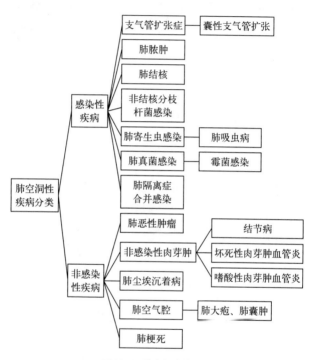

图28-2　肺空洞疾病汇总

第二十九章 肺部结节

一、疾病诊疗要点

1.定义

影像学表现为直径≤3cm的局灶性、类圆形、密度增高的实性或亚实性肺部阴影，可为孤立性或多发性，不伴肺不张、肺门淋巴结肿大和胸腔积液，称为肺结节。

◆ **知识补充** ◆

局部病灶直径＞3cm者称为肺肿块，这种情况下肺癌的可能性相对较大。

2.分类

肺结节的分类方法具体内容见表29-1。

表29-1 肺结节分类方法

分类方法	内容
按数量分类	单个病灶定义为孤立性，2个及以上的病灶定义为多发性

分类方法	内容
按大小分类	直径＜5mm者定义为微小结节，直径为5～10mm者定义为小结节
按密度分类	可分为实性肺结节和亚实性肺结节，亚实性结节又分为纯磨玻璃结节和部分实性结节

◆ 知识补充 ◆

实性肺结节：肺内圆形或类圆形密度增高影，病变密度足以掩盖其中走行的血管和支气管影。

亚实性肺结节：所有含磨玻璃密度影的肺结节均称为亚实性肺结节，其中磨玻璃病变指CT显示边界清楚或不清楚的肺内密度增高影，但病变密度不足以掩盖其中走行的血管和支气管影。如果磨玻璃病灶内不含有实性成分，称为纯磨玻璃结节（pGGN），如果含有实性成分，则称为混合磨玻璃结节（mGGN）。

3.综合评估肺部结节的性质

（1）采集与诊断和鉴别诊断相关的临床信息，如年龄、职业、吸烟史、慢性肺部疾病史、个人和家族肿瘤史、治疗经过及转归。尤其是注意排查我国肺癌高危人群。

我国肺癌高危人群定义为年龄≥40岁且具有以下任一危险因素者：

① 吸烟≥20（包·年）（或400年支），或曾经吸烟≥20（包·年）（或400年支），戒烟时间＜15年。

② 有环境或高危职业暴露史（如石棉、铍、铀、氡等接触者）。

③ 合并慢阻肺、弥漫性肺纤维化或既往有肺结核病史者。

④ 既往罹患恶性肿瘤或有肺癌家族史者。

（2）影像学检查：与胸部X线相比，胸部CT扫描可提供更多关于肺结节位置、大小、形态、密度、边缘及内部特征等信息，薄层（≤1mm层厚）CT扫描可更好地评价肺结节的形态特征。

利用影像学证据评估结节良恶性，肺结节的影像学诊断和鉴别诊断要点包括外观评估和内部结构两个方面：外观评估包括结节大小、形态、边缘及瘤-肺界面；内部结构特征包括病灶密度、支气管结构。

CT检查报告需描述肺结节所在部位（叶、段、胸膜下）、大小（测量最长径、结节体积）、密度（实性、混合性、磨玻璃样）、钙化（有、无，中央、偏心，爆米花样、同心环型、分散点状）、形状（圆形、卵圆形、片状、不规则）、边缘（光滑、分叶、毛刺）。

肺结节影像学诊断要点见表29-2。

病灶部位功能显像检查包括肺部强化CT、PET-CT检查，定期随访复查可进一步协助区分肺结节的良恶性。尽管不能可靠地区分多数肺结节的良恶性，但在活检之前根据临床信息和影像学特征评估临床恶性肿瘤的概率对下一步制订治疗方案具有重要指导意义。对于不能定性的直径＞8mm的实性肺结节可采用正电子发射计算机断层显像-计算机断层扫描（PET-CT），有助于区分良性或恶性病变。肺增强CT扫描有助于鉴别肺结节良性或恶性以及肺、纵隔淋巴结有无增大。

> ## 讨论
>
> **什么性质的肺结节病灶适合进行肺部功能显像检查？**
>
> ① 对于实性成分＞8mm的肺结节，PET-CT则有助于鉴别良性或恶性。PET-CT对纯磨玻璃结节或实性成分≤8mm实性肺结节的鉴别诊断无明显优势。

表 29-2 肺结节的影像学诊断要点

评估重点	偏向于良性	偏向于恶性
结节大小	结节偏小	结节偏大
结节形态	圆形	圆形、椭圆形、不规则形
结节边缘	多数无分叶、边缘可有尖角、纤维条索、胸膜增厚	分叶征、毛刺征、胸膜凹陷征、血管集束征
结节-肺界面	边缘清楚光整，炎性结节边缘可模糊	界面边缘毛糙
结节密度	密度均匀的纯磨玻璃型结节尤其是 <5mm 时常提示不典型腺瘤样增生	密度不均匀的结节，实性成分超过50%常提示恶性可能性大
支气管结构	支气管结构规整	支气管被包埋、局部管壁增厚、包埋的支气管腔不规则则提示恶性可能性大
增强 CT	无明显增强表现	增强局部>15HU，提示恶性结节的可能性大
PET-CT	无明显显像	病灶局部高代谢状态，18氟脱氧葡萄糖标准化摄取值>2.5
定期随访	结节大小无变化或病灶缓慢变大，但是倍增时间<15d	病灶逐渐变大符合肿瘤生长规律；病灶实性成分逐渐增加

② 对于直径＞8mm的肺部实性结节，也适用于通过肺增强CT扫描进行鉴别诊断。肺增强CT扫描有助于判断肺结节部位是否存在丰富供血血管（恶性结节通常血运较丰富有供血血管），同时也为气管镜下局部活检提供手术安全入路，避免活检时伤及血管导致大出血。需要注意的是碘造影剂过敏者、肝肾功能不全者不能进行增强CT检查。

（3）筛查血清肺肿瘤标志物：癌胚抗原（CEA）、神经元特异性烯醇化酶（NSE）、细胞角蛋白19片段（CYFRA21-1）、胃泌素释放肽前体（ProGRP）、鳞状上皮细胞癌抗原（SCC）等。

（4）非外科手术检查：常规气管镜检查是诊断肺癌最常用的方法，包括气管镜直视下刷检、活检、经支气管镜肺活检、支气管肺泡灌洗细胞学检查，经胸壁肺穿刺活检术，可在CT或超声引导下进行，对周围型肺癌诊断的敏感度和特异度均较高，考虑到肺含气组织对超声检查的影响，病变靠近胸壁者才可在超声引导下进行肺穿刺活检，对于不紧贴胸壁的病变，可在CT引导下进行肺穿刺活检。

（5）手术活检

① 胸腔镜检查：适用于无法经气管镜和经胸壁肺穿刺活检术的情况。

② 纵隔镜检查：可以确诊肺癌和评估淋巴结分期。纵隔镜淋巴结活检是目前评价肺癌患者纵隔淋巴结有无肿瘤转移的金标准，可弥补超声引导支气管镜检查（EBUS）的不足。

二、不明原因肺结节的临床处理策略

1.孤立性实性结节（直径＞8mm）的处理策略

孤立性实性肺结节以8mm大小为界进行分类诊疗，对于单个直径＞8mm的结节建议定性地进行临床判断和（或）定量地使用验证模型评估恶性肿瘤的预测概率。建议行功能成像检查（强化CT、PET-CT），有条件者可考虑PET-CT，以便更好地描述结节的特征。强化CT检查时需要使用造影剂，肾功能不全者慎用，对于高度怀疑肿瘤者可考虑直接行PET-CT检查，便于为后续手术治疗做精细预分期指导。

知识补充

梅奥肺癌恶性程度预测模型

肿物恶性预测概率 = $e^x/(1+e^x)$；$X = -6.8272 + (0.0391 \times$ 年龄 $) + (0.7917 \times$ 吸烟史 $) + (1.3388 \times$ 恶性肿瘤 $) + (0.1274 \times$ 直径 $) + (1.0407 \times$ 毛刺征 $) + (0.7838 \times$ 位置 $)$，其中 e 是自然常数，年龄为患者的年龄（岁），如果患者目前或以前吸烟，则吸烟史 $=1$（否则 $=0$）；如果患者有胸腔外恶性肿瘤史 >5 年，则恶性肿瘤 $=1$（否则 $=0$）；直径为结节的直径（mm），如果结节边缘有毛刺征，则毛刺征 $=1$（否则 $=0$）；如果结节位于上叶，则位置 $=1$（否则 $=0$）。梅奥恶性概率预测值与恶性概率见表 29-3。

表 29-3　梅奥肺癌恶性概率预测值与恶性概率

梅奥肺癌恶性概率预测值	恶性概率
＜5%	低度恶性可能
5% ～ 65%	中度恶性可能
＞65%	高度恶性可能

（1）随访观察：对于单个直径 $>8mm$ 的结节，建议以下情况采用定期 CT 扫描随访即可。

① 当临床恶性概率很低时（＜5%）。

② 当临床恶性概率偏低（＜30% ～ 40%）且功能成像检测结果为阴性，包括 PET-CT 显示病变代谢率不

高，或动态增强CT扫描显示增强≤15HU。

③ 当穿刺活检未确诊为恶性结节。

④ 当充分告知患者后，患者倾向选择非侵袭性方法解决时。

需注意的是，复查随访直径＞8mm的实性结节应尽量使用低剂量CT平扫技术减少辐射剂量，减轻对人体的辐射伤害。

（2）采取侵袭性诊疗措施：对于单个直径＞8mm的结节，建议在3～6个月、9～12个月及18～24个月进行薄层、低剂量CT扫描，在定期的影像学随访中发现有恶性肿瘤生长倾向时，若无特别禁忌证，建议考虑非手术活检和（或）手术切除。

以下情况可采取非外科手术活检辅助诊断技术，如气管镜、胸腔镜活检。

① 临床预测概率与影像学检查结果不一致。

② 恶性肿瘤的概率为低、中度。

③ 疑诊为可行特定治疗的良性疾病。

④ 患者在被充分告知后，仍希望在手术前证明是恶性肿瘤，尤其是当手术并发症风险高时。

需注意的是，选择非手术活检应考虑以下因素：

① 结节大小、位置和相关气道的关系。

② 患者发生并发症的风险。

③ 可行的技术及术者的熟练程度。

采取外科手术诊断时，建议考虑胸腔镜诊断性亚肺叶切除术，对深部和难以准确定位的小结节，可考虑应用先进的定位技术（如虚拟支气管镜导航系统、电磁支气管镜导航系统）或开胸手术。

建议在下列情况下直接行外科手术切除+活检处理：

① 临床恶性肿瘤概率高（＞65%）。

② PET-CT显示结节高代谢或增强CT扫描结节病灶明显强化。

③ 非手术活检为可疑恶性肿瘤。

④ 患者在被充分告知后，愿意接受手术切除+活检方法。

2.孤立性实性肺结节（直径≤8mm）的处理策略

单个实性直径≤8mm的肺结节需要结合结节本身大小及患者有无肺癌危险因素综合分析后（表29-4，表29-5），建议进行低剂量CT随访观察。

3.孤立性混合密度（磨玻璃+实变）结节的处理策略

孤立性混合密度结节以8mm大小为界进行分类处理（表29-6）。

表29-4　孤立性实性肺结节处理策略（无肺癌危险因素）

结节直径	随访复查时间
≤4mm	一般不需随访，但需告知患者不随访的潜在好处和危害
4～6mm	应在第12个月重新评估，如无变化，其后转为常规年度随访
6～8mm	应在第6～12个月之间随访

表29-5　孤立性实性肺结节处理策略（有肺癌危险因素）

结节直径	随访复查时间
≤4mm	应在第12个月重新评估，如无变化，其后转为常规年度随访
4～6mm	应在第6～12个月之间随访，如果没有变化，则在第18～24个月之间再次随访，其后转为常规年度随访
6～8mm	应在最初的第3～6个月之间随访，随后在第9～12个月随访，如果没有变化，在24个月内再次随访，其后转为常规年度检查

表29-6　孤立性混合密度结节处理策略

结节直径	随访复查时间
≤8mm	建议在第3、6、12和24个月进行CT随访，无变化者其后转为常规年度随访
>8mm	考虑经验性抗感染治疗，建议在第3个月重复CT检查，若结节持续存在，建议使用功能成像、非手术活检和（或）手术切除进一步评估

对于混合密度结节，除评估混合密度结节病灶大小外，其内部实性成分的比例更为重要，CT扫描影像中病灶实性成分越多，提示侵袭性越强，恶性程度越高。如果结节增多、增大、增浓，应缩短随访周期，或通过评估病灶部位、大小和肺功能情况，准备非手术活检和（或）手术切除病灶。

4.孤立性纯磨玻璃密度结节的处理策略

孤立性纯磨玻璃结节以5mm大小为界进行分类处理（表29-7）。

表29-7　孤立性纯磨玻璃结节处理策略

结节直径	随访复查时间
≤5mm	建议在6个月随访胸部CT，随后行胸部CT年度随访
5～10mm	建议在3个月随访胸部CT，随后行胸部CT年度随访
>10mm	需非手术活检（如CT引导穿刺活检、气管镜活检）和（或）手术切除

孤立性纯磨玻璃结节在CT随访过程中需要重点观察磨玻璃结节内部密度变化，结节内实性成分增加则提示恶性可能性增大。

5. 多发性肺结节的处理策略

（1）目前发现单一主要结节伴有一个或多个小结节的现象越来越普遍，对于多发性纯磨玻璃结节，至少1个病变直径＞5mm，但＜10mm，又没有特别突出的病灶，推荐首次检查后3个月再行CT随访；如无变化，其后至少3年内每年1次CT随访，其后也应长期随访，但间隔期可以适当放宽。如果结节增大、增多、增浓，应缩短随访周期，或通过评估病灶部位、大小和肺功能情况，选择性局部切除变化明显的病灶。如果结节缩小、减少、变淡或吸收，则延长随访周期或终止随访。

（2）评估中发现有1个占主导地位的结节和（或）多个小结节者，建议单独评估每个结节。除非有组织病理学证实转移，否则不可否定根治性治疗。

（3）PET-CT扫描有助于间接辅助诊断转移性肺癌，指导评估病情。但需要注意的是PET-CT较难鉴别直径≤8mm结节的性质。

（4）对于肺癌患者合并多发肺部结节，进行分类和采取最佳治疗存在困难时建议多学科讨论诊疗方案，包括呼吸科、影像科、病理科、药学科、胸外科、肿瘤科、放疗科等。可考虑使用超声支气管镜、虚拟支气管镜导航系统和电磁支气管镜导航系统，可在一次检查操作中对多个较小的周边病灶进行活检和组织病理学评估。

（5）一般认为肺部存在＞10个弥漫性结节的患者很可能伴有其他症状，这种情况的多发肺结节可能由胸外恶性肿瘤转移或活动性感染导致（如真菌感染），而原发性肺癌的可能性相对较小。

三、诊疗思维导图

1.肺部结节的诊断见图29-1。

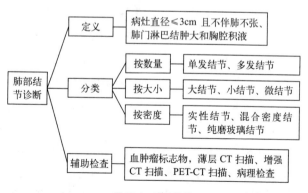

图29-1 疾病诊断

2.肺部结节的评估见图 29-2。

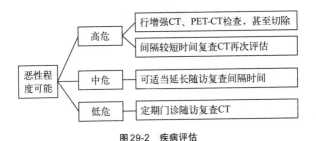

图 29-2 疾病评估

参考文献

[1] 蔡柏蔷，李龙芸. 协和呼吸病学[M]. 2 版. 北京：中国协和医科大学出版社，2011.

[2] 葛均波，徐永健，王辰，等. 内科学[M]. 9 版. 北京：人民卫生出版社，2018.

[3] 中华医学会，中华医学会杂志社，中华医学会全科医学分会，等. 急性上呼吸道感染基层诊疗指南（2018 年）[J]. 中华全科医师杂志，2019，18（5）：422-426.

[4] 国家卫生健康委员会，国家中医药管理局. 流行性感冒诊疗方案（2020 年版）[J]. 传染病信息，2020，33（5）：385-390.

[5] 中华医学会，中华医学会杂志社，中华医学会全科医学分会，等. 急性气管-支气管炎基层诊疗指南（2018 年）[J]. 中华全科医师杂志，2019，18（4）：314-317.

[6] 中华医学会，中华医学会杂志社，中华医学会全科医学分会，等. 成人社区获得性肺炎基层诊疗指南（2018 年）[J]. 中华全科医师杂志，2019，18（2）：117-126.

[7] 中华医学会，中华医学会杂志社，中华医学会全科医学分会，等. 肺结核基层诊疗指南（2018 年）[J]. 中华全科医师杂志，2019，18（8）：709-717.

[8] 中华医学会结核病学分会. 非结核分枝杆菌病诊断与治疗指南（2020 年版）[J]. 中华结核和呼吸杂志，2020，43（11）：918-946.

[9] 支气管扩张症专家共识撰写协作组，中华医学会呼吸病学分会

感染学组. 中国成人支气管扩张症诊断与治疗专家共识[J]. 中华结核和呼吸杂志，2021，44（4）：311-321.

[10] 中国成人念珠菌病诊断与治疗专家共识组. 中国成人念珠菌病诊断与治疗专家共识[J]. 中华内科杂志，2020，59（1）：5-17.

[11] 吴笑春，苏丹，周帆，等. 成年人及危重患者肺部真菌感染治疗指南（续一）[J]. 医药导报，2011，30（10）：1401-1407.

[12] 吴笑春，苏丹，周帆，等. 成年及危重患者肺部真菌感染治疗指南（续二）[J]. 医药导报，2011，30（11）：Ⅰ-Ⅶ.

[13] 张军昌，许彪，王永刚. 侵袭性肺部曲霉菌病生物标志物研究进展[J]. 中华实验和临床感染病杂志（电子版），2018，12（6）：543-546.

[14] 中国侵袭性肺部真菌感染工作组. 侵袭性肺部真菌感染的诊断标准与治疗原则（草案）[J]. 中国实用内科杂志，2006，26（21）：1748-1751.

[15] 中华医学会呼吸病学分会哮喘学组. 变应性支气管肺曲霉病诊治专家共识[J]. 中华医学杂志，2017，97（34）：2650-2656.

[16] 申舟如，邓静敏. 变应性支气管肺真菌病研究进展[J]. 国际呼吸杂志，2019，39（19）：1504-1507.

[17] 邓伟吾. 肺空洞性和囊性疾病的鉴别诊断[J]. 中国医师进修杂志，2006，29（3）：10-12.

[18] 刘朔，王笑歌. 2020年国际成人过敏性肺炎诊断指南要点及展望[J]. 中华结核和呼吸杂志，2020，43（12）：1011-1014.

[19] 王平，邵池，黄慧，等. 成人过敏性肺炎诊断临床实践指南摘译[J]. 中华结核和呼吸杂志，2020，43（10）：896-899.

[20] 何权瀛. 2022年版GOLD慢性阻塞性肺疾病诊断、治疗及预防全球策略解析[J]. 中国医药导刊，2022，24（2）：111-115.

[21] 中华医学会呼吸病学分会慢性阻塞性肺疾病学组，中国医师协会呼吸医师分会慢性阻塞性肺疾病工作委员会. 慢性阻塞性肺疾病诊治指南（2021年修订版）[J]. 中华结核和呼吸杂志，2021，44（3）：170-205.

[22] 王瑞倩，卞涛. 选择性磷酸二酯酶抑制剂罗氟司特在慢性阻塞性肺疾病抗炎作用的研究进展[J]. 中华哮喘杂志（电子版），2012，6（6）：441-446.

[23] 《慢性阻塞性肺疾病免疫调节治疗专家共识》撰写组. 慢性阻塞性肺疾病免疫调节治疗专家共识[J]. 中国全科医学，2022，25（24）：2947-2959.

[24] 中华医学会，中华医学会临床药学分会，中华医学会杂志社. 慢性肺源性心脏病基层合理用药指南[J]. 中华全科医师杂志，2020，19（19）：792-798.

[25] 中华医学会，中华医学会杂志社，中华医学会全科医学分会. 慢性肺源性心脏病基层诊疗指南（2018年）[J]. 中华全科医师杂志，2018，17（12）：959-965.

[26] 中华医学会呼吸病学分会哮喘学组. 支气管哮喘防治指南（2020年版）[J]. 中华结核和呼吸杂志，2020，43（12）：1023-1048.

[27] 邓稞，王蕾，王刚. 罗氟司特治疗支气管哮喘的应用前景[J]. 中华结核和呼吸杂志，2019，42（1）：37-40.

[28] 中华医学会呼吸病学分会间质性肺疾病学组，中国医师协会呼吸医师分会间质性肺疾病工作委员会. 特发性肺纤维化急性加重诊断和治疗中国专家共识[J]. 中华医学杂志，2019，99（26）：2014-2023.

[29] 中华医学会呼吸病学分会间质性肺疾病学组. 特发性肺纤维化诊断和治疗中国专家共识[J]. 中华结核和呼吸杂志，2016，39

（6）：427-432.

[30] 中华医学会呼吸病学分会哮喘学组. 咳嗽的诊断与治疗指南（2021）[J]. 中华结核和呼吸杂志，2022，45（1）：13-46.

[31] 广州医科大学附属第一医院国家呼吸医学中心，国家呼吸系统疾病临床医学研究中心，中华医学会呼吸病学分会哮喘学组. 嗜酸性粒细胞增多相关性肺疾病诊疗中国专家共识[J]. 中华医学杂志，2022，102（1）：21-35.

[32] 苏楠. 嗜酸性粒细胞性支气管炎的诊断与治疗 [J]. 中华全科医师杂志，2009，8（9）：603-604.

[33] 李茂新，李秋玲，刘嘉欣. 急性呼吸窘迫综合征的诊疗研究进展[J]. 疑难病杂志，2021，20（3）：304-309.

[34] 中华医学会临床药学分会《雾化吸入疗法合理用药专家共识》编写组. 雾化吸入疗法合理用药专家共识（2019年版）[J]. 医药导报，2019，38（2）：135-146.

[35] 中国医药教育协会慢性气道疾病专业委员会，中国哮喘联盟. 呼出气一氧化氮检测及其在气道疾病诊治中应用的中国专家共识[J]. 中华医学杂志，2021，101（38）：3092-3114.

[36] 吴克，王晶，王培. 呼出气一氧化氮检测在变应性支气管肺曲霉菌病诊疗中的应用[J]. 国际呼吸杂志，2020，40（9）：647-650.

[37] 中华医学会心血管病学分会肺血管病学组，中华心血管病杂志编辑委员会. 中国肺高血压诊断和治疗指南2018[J]. 中华心血管病杂志，2018，46（12）：933-964.

[38] 中华医学会，中华医学会杂志社，中华医学会全科医学分会. 成人阻塞性睡眠呼吸暂停基层诊疗指南（2018年）[J]. 中华全科医师杂志，2019，18（1）：21-29.

[39] 中华医学会呼吸病学分会间质性肺疾病学组，中国医师协会呼吸医师分会间质性肺疾病工作委员会. 中国肺结节病诊断和治疗专家共识[J]. 中华结核和呼吸杂志，2019，42（9）：685-693.

[40] 中华医学会呼吸病学分会胸膜与纵隔疾病学组. 胸腔积液诊断的中国专家共识[J]. 中华结核和呼吸杂志，2022，45（11）：1080-1096.

[41] 北京医师协会呼吸内科专科医师分会咯血诊治专家共识编写组. 咯血诊治专家共识[J]. 中国呼吸与危重监护杂志，2020，19（1）：1-11.

[42] 国家卫生健康委办公厅. 原发性肺癌诊疗指南（2022年版）[J]. 协和医学杂志，2022，13（4）：549-570.

[43] 中华医学会呼吸病学分会肺癌学组，中国肺癌防治联盟专家组. 肺结节诊治中国专家共识（2018年版）[J]. 中华结核和呼吸杂志，2018，41（10）：763-771.

[44] Sohee P，Sang M L，Seonok K，et al. Volume Doubling Times of Lung Adenocarcinomas:Correlation with Predominant Histologic Subtypes and Prognosis[J]. Radiology，2020，295（3）：703-712.

[45] 裘杨波，申屠阳. 肺原位腺癌的诊断与治疗进展[J]. 中国肺癌杂志，2017，20（9）：641-644.

[46] 中国临床肿瘤学会抗肿瘤药物安全管理专家委员会，中国临床肿瘤学会血管靶向治疗专家委员会. 重组人血管内皮抑制素治疗恶性浆膜腔积液临床应用专家共识[J]. 临床肿瘤学杂志，2020，25（9）：849-856.